Grigori Grabovoi

Wiederherstellung der Materie des Menschen durch Konzentration auf Zahlen

Das Werk «Wiederherstellung der Materie des Menschen durch Konzentration auf Zahlen» wurde von Grigori Grabovoi im Jahre 2002 geschrieben und zuletzt ergänzt.

Hamburg

2013

Jelezky Publishing, Hamburg
www.jelezky-publishing.eu

1. Auflage

Deutsche Erstausgabe, August 2012

© 2013 der deutschsprachigen Ausgabe

SVET UG, Hamburg (Herausgeber)

Auflage: 2013-1, 17.04.2013

Weitere Informationen zu den Inhalten:

„SVET Zentrum", Hamburg

www.svet-centre.eu

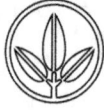

© SVET UG (haftungsbeschränkt), 2013
Die Verwertung der Texte und Bilder, auch auszugsweise, ist ohne
Zustimmung des Verlags urheberrechtswidrig und strafbar. Dies gilt auch für
Vervielfältigungen, Übersetzungen, Mikroverfilmung und für die
Verarbeitung mit elektronischen Systemen.

ISBN: 978-3-943110-71-5

© Г. П. Грабовой 2002

Der Inhalt dieses Buches hat vielen
Menschen geholfen – und wird vielen Menschen helfen.
Das ist die Rückmeldung, die wir erhalten.

Trotzdem möchten wir darauf hinweisen,
dass die von Grigori Grabovoi verwendeten Technologien
mentale Methoden der Ereignissteuerung sind.
Die Methoden basieren auf der individuellen geistigen Entwicklung.

Da es hier um gesundheitsrelevante Themen handelt, möchten wir ausdrücklich darauf hinweisen, dass diese Steuerungen keine „Behandlung" im konventionellen Sinne darstellen und daher eine Behandlung durch Ärzte nicht einschränken oder ersetzen sollen.

Im Zweifelsfall folgen Sie also den Anweisungen
Ihres behandelnden Arztes, oder eines sonstigen Mediziners,
oder Apothekers Ihres Vertrauens!

(und erzielen dementsprechend
die konventionellen Ergebnisse)

Jelezky Publishing/SVET Zentrum
Hamburg

EINFÜHRUNG

Bei der Wiederherstellung der Materie des Menschen durch Konzentration auf Zahlen können folgende Methoden verwendet werden:

1) die Zahlenreihe lesen, welche der wiederherzustellenden Materie entspricht, wobei die Zahlen nach der Bezeichnung der Materie stehen;

2) die Zahlenreihe, welche der wiederherzustellenden Materie entspricht, gedanklich aussprechen;

3) auf das Bild oder die Bezeichnung der Materie schauen und die entsprechende Zahlenreihe gedanklich aussprechen;

4) sich vorstellen, dass Sie sich zwischen sehr großen Zahlen der Zahlenreihe befinden, welche der zu wiederherzustellenden Materie entspricht. Es ist erstrebenswert die Zahlen, zwischen welchen Sie sich vorstellen, deutlich wahrzunehmen. Das von diesen Zahlen ausgehende Licht kann Sie erreichen. Die genannten Handlungen gelten für beliebige Zahlenreihen;

5) sich vorstellen, dass Sie die Zahlenreihe von der Höhe aus betrachten;

6) sich die Zahlenreihe in dem Bereich vorstellen, welchen Sie wiederherstellen möchten. Hierzu sollte man sich die Abbildung der Materie zunutze machen, die in diesem Buch /zu /der von Ihnen verwendete/n/ Zahlenreihe dargestellt ist.

7) sich die Zahlenreihe zwischen der Abbildung der Materie und dem in diesem Buch angegebenen Teil ihres Spiegelbildes, vorstellen, welche /zu/ der anzuwendenden Zahlenreihe dargestellt sind;

8) beim Vergleich der Zahlenreihen können Sie einen zur Norm hin steuernden Zusammenhang zwischen verschiedenen Arten der Materie des Menschen feststellen. Man kann die Materie unter Anwendung der Zahlenreihe wiederherstellen, welche für eine andere Art der Materie gilt. In diesem Fall könnte bei der Verwendung der Zahlenreihe der Materie, welche wiederherzustellen ist, eine weitere Zahlenreihe für eine weitere Materie gleichzeitig oder nach einander zunutze gemacht werden. Man kann sich zunächst auf diejenigen Zahlen der Zahlenreihe anderer Materie konzentrieren, welche mit den Zahlen aus der Zahlenreihe wiederherzustellender Materie übereinstimmen. Daraufhin kann die ganze Zahlenreihe anderer Materie verwendet werden, indem gedanklich ein Lichtstrahl von ihr aus zur Zahlenreihe der Materie oder zur wiederherzustellenden Materie selbst hingeführt wird. Bei der Wahrnehmung eines schnellen regenerierenden Effektes können Sie einen weiteren Punkt bzw. Bereich im Organismus festsetzen, mit dessen Hilfe diese wiederherstellende Materie gebildet wird. Dieser weitere Punkt bzw. Bereich wird sich in diesem Fall in einer anderen Materie befinden. Mit Hilfe der Zahlenreihe dieser Materie wird die von Ihnen zur Wiederherstellung ausgesuchte Materie regeneriert. Es kann viele weitere Punkte bzw. Bereiche geben, mit deren Hilfe die Materie wiederhergestellt werden kann. Der erste Punkt bzw. Bereich für die Bildung ausgewählter Materie befindet sich in dieser Materie.

Nachdem Punkte bzw. Bereiche der mit Hilfe von Zahlenreihen wiederherzustellenden Materie festgesetzt werden, kann die Materie durch Konzentration auf diese Punkte bzw. Bereiche wiederhergestellt werden. Dabei sollte eine geistige Verfassung erzeugt werden, welche der Regenerierung und der Norm ausgesuchter Materie entspricht. Wenn man die genannte Verfassung ins Gedächtnis zurückruft und sich darin versetzt, kann die Materie mittels Geist, welcher in dieser Hinsicht lebensschaffend ist, wiederhergestellt werden. Des weiteren kann man solche geistige Wirkung auf den ganzen Organismus unter Berücksichtigung äußerer Ereignisse ausweiten und dadurch eine geistige Verfassung erreichen, welcher mit der ewigen Entwicklung im Einklang steht.

In manchen Fällen können je nach Wahrnehmungsausrichtung mehrere Zahlenreihen wiederherzustellender Materie entsprechen.

9) Zur Beschleunigung der Wiederherstellung der Materie des Menschen können die Lücken in Zahlenreihen wie Leerzeichen zwischen den Worten in einem Satz wahrgenommen werden. Dann lässt sich hinter jeder Zahlenkomponente der ganzen Zahlenreihe, die durch ein Leerzeichen abgetrennt ist, ein Wort erkennen, das eine normal funktionierende Materie, für welche diese Zahlenreihe steht, bedeutet. Man kann die Ebene des Schöpfers, auf welcher die der Zahlenreihe entsprechende Materie sowie die Materie des ganzen Organismus aufgebaut werden, wahrnehmen, indem man versucht solch ein Wort wahrzunehmen. Das Licht, das die Materie erschafft, welche einer bestimmten Zahlenreihe entspricht, breitet sich nach den Gesetzen der Optik auf die gesamte Materie des menschlichen Organismus sowie auf das äußere Milieu aus.

Daher ist es verständlich, warum manche Empfindungen und Emotionen als äußere wahrnehmbar sind. Dies ermöglicht es genauer zu erkennen, wo die Handlungen auf der Ebene der Steuerung der Ereignisse auf dem Zusammenwirken der Gewebe unter einander innerhalb des Organismus und wo auf dem

Zusammenwirken der Materie mit dem äußeren Milieu beruhen. Diese Art und Weise der exakten Erkennung ermöglicht es, Ereignisse effektiver und unabhängig von jeglichen Umständen bis auf die Ebene des normalen Zustandes der Materie des menschlichen Organismus hin zu steuern. Bei dieser Methode nehmen Sie das Gewebe des Organismus und den Menschen umgebende Ereignisse zugleich wahr, als ob Sie mit physischen Augen das Beschriebene wahrnehmen würden.

Daher können Sie unabhängig von der Situation Entscheidungen darüber treffen, wie in Richtung der ewigen Entwicklung gehandelt werden sollte. In manchen Fällen können Sie physische Handlungen vornehmen, in anderen wiederum eine geistige Handlung für Normalisierung der Ereignisse in Richtung des ewigen Lebens ausführen. Diese Wahrnehmung von Ihnen wird Ihren Geist, Ihre Seele und Ihren physischen Körper bis zu solch einer Ebene hinauf entwickeln, auf welcher die Erschaffung der Materie des Menschen auf geistiger Basis geschieht. Die Ziffern lassen einen in den präzisen geistigen Zustand versetzen, welcher der Norm der Materie des Menschen entspricht. Um die Steuerung zu verstärken, kann man das allgemein bekannte, d.h. im kollektiven Bewusstsein fest verankerte Wissen von Welle-Teilchen- (bzw. Korpuskel-) Dualismus der Materie aus der Physik anwenden, welches besagt, dass jedes Objekt sowohl die Eigenschaften einer Welle als auch die eines materiellen Teilchens besitzt. Indem man sich auf Zahlenreihen konzentriert, werden Lichtwellen erzeugt, welche mit der Norm der Materie im Einklang stehen. Sie erschaffen eine normal funktionierende Materie des Menschen.

Alle in diesem Buch angegebenen Methoden für die Wiederherstellung der Materie des Menschen durch Konzentration auf Zahlen lassen sich zu vorbeugenden bzw. gesundheitsfördernden Zwecken, für Verjüngung, für Wiederherstellung der Materie und zwar unabhängig davon, welcher Ausgangszustand der Materie bei deren Wiederherstellung zugrunde liegt, anwenden. Bei Anwendung der in der Einführung angegebenen Punkte 1-9 kann folgendes berücksichtigt werden:

Zu vorbeugenden Zwecken ist es angebracht bei heilenden Handlungen die gleichzeitige Ausweitung der Wirkung von Zahlenreihen auf die Zukunft einzubeziehen.

Bei Verjüngung ist es angebracht sich zunächst auf die Zahlenreihen im Inhaltsverzeichnis der Reihe nach und unter Berücksichtigung der Aufgabe ewiger Entwicklung zu konzentrieren und danach sich auf die Materie zu konzentrieren, welche Sie lokal verjüngen möchten.

Bei der Wiederherstellung des Organismus kann man die Konzentrationen auf Zahlen mit verschiedenen, in diesem Buch beschriebenen Methoden nacheinander ausführen. Dabei werden sowohl die Zahlenreihen verwendet, die der wiederherzustellenden Materie entsprechen, als auch die Zahlenreihen des Bereiches, welcher diese Materie einschließt.

Wenn die Materie nach dem biologischen Tod wiederhergestellt werden muss, sollte man sich auf Zahlen nacheinander zuerst von links nach rechts und danach umgekehrt konzentrieren.

Der die Materie erschaffende geistige Impuls des Menschen gestattet mehr Möglichkeiten die Materie wiederherzustellen. Bei der Wiederherstellung der menschlichen Materie sollte angestrebt werden, das eigene geistige Niveau bis zu solch einem Zustand zu entwickeln, bei welchem die Materie des Menschen kraft geistiger Handlung erschaffen wird bzw. funktioniert, wobei hier auch biologische und ereignisbezogene Prinzipien eine Rolle spielen. Solche geistige Verfassung bei der Umsetzung von allem, was mit ewiger Entwicklung zu tun hat, muss eine vollständige Wiederherstellung der Materie unabhängig von Ausgangszustand und jeglicher Umstände sicherstellen.

ZELLEN UND GEWEBE 829 3791 429 841 *

* Damit der Parameter der Standfestigkeit beginnt zu wirken, zum Beispiel bei nicht Aufmerksamkeit des Menschen, wurde die 13 stellige Zahlenreihe und andere Methoden der Erhöhung der Standfestigkeit der Steuerung eingeführt. Ein Ziel dieser Methoden ist eine Konzentrationsmöglichkeit zu haben, die auch dann standfest ist, wenn der Mensch innerlich zufällig eine falsche Zahl ausspricht.

Zellen 319 078 121 942

Abb. 1. Formen der Zellen:

1 — Nervenzelle 519 513 819 814
2 — Epithelzelle 518 321 678 024
3 — Zelle des Bindegewebes 819 417 319 814
4 — glatte Muskelzelle 519 312 419 814
5 — Erythrozyt 214 719 319 818
6 — Spermatozoid (Samenzelle) 319 814 888 918
7 — Eizelle 888 319 914 718

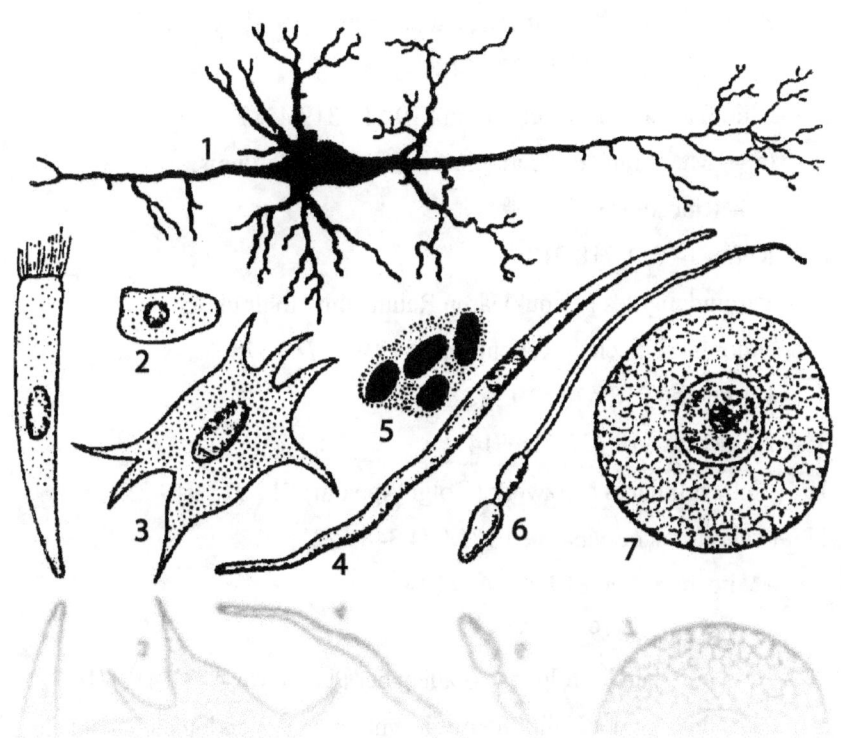

Abb. 2. Ultramikroskopischer Aufbau der Zelle:

1 — Zytolemma (Plasma-Membran) 814 718 314 213

2 — Pinozytosevesikel 214 718 314 218

3 — Zentrosom (Zell-Zentrum, Zytozentrum) 519 217 018 017

4 — Hyaloplasma 614 217 321 218

5 — endoplasmatisches Retikulum 819 517 319 418

(a — Membrane des endoplasmatischen Retikulums,

b — Ribosome)

6 — Kern 814 321 718 912

7 — Verbindung des perinukleären Raums mit Hohlräumen des endoplasmatischen Reticulums) 819 421 719 378

8 — Kernporen 918 472 519 318

9 — Nukleolus 918 412 718 814

10 — intrazelluläres Netzwerk (Golgi-Apparat) 819 918 319 217

11 — sekretorische Vakuolen 979 974 348 522

12 — Mitochondrien 819 317 419 814

13 — Lysosomen 519 712 314 518

14 — drei aufeinander folgende Stadien der Phagozytose 819 412 714 321

15 — Verbindung der Zellhülle mit Membranen des endoplasmatischen Reticulums 514 816 314 819

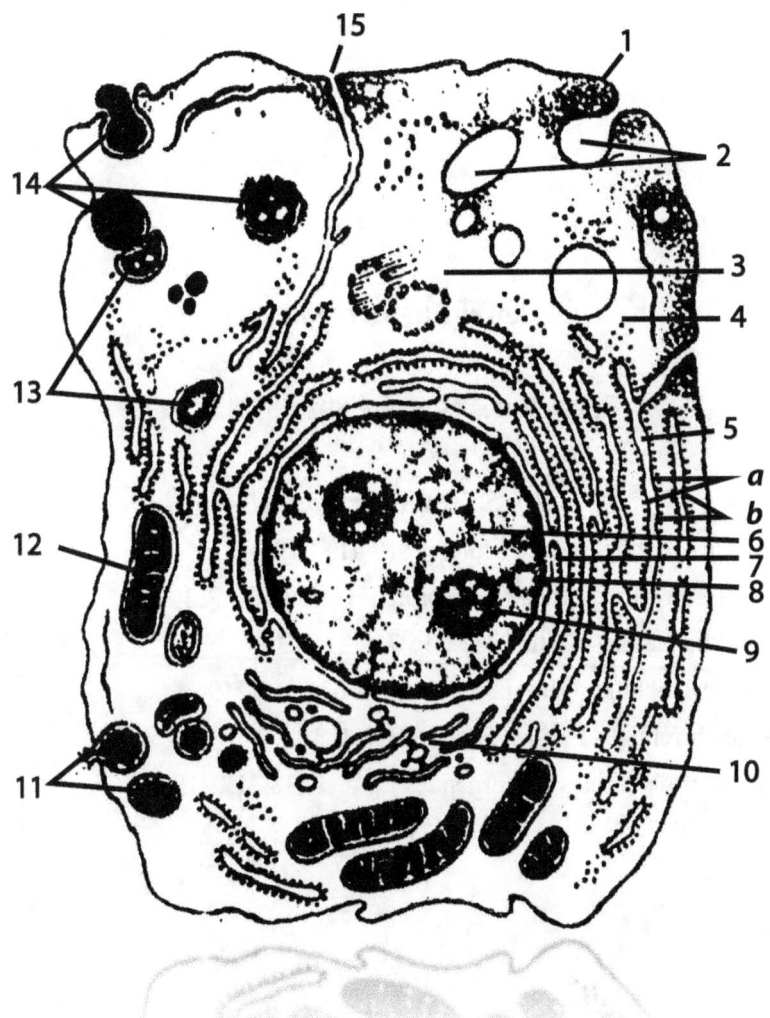

Gewebe 898 314 988 889

Epitheliales Gewebe 891 389 426 319

Abb. 3. Arten der Epithelien:
A — einschichtiges Plattenepithel 819 417 319 817
B — einschichtiges kubisches Epithel 514 312 814 712
C — zylindrisches Epithel 318 216 718 916
D — einschichtiges Flimmerepithel 319 821 319 719
E — mehrreihiges Epithel 918 216 917 418
F — mehrschichtiges verhornendes Epithel 418 217 218 317

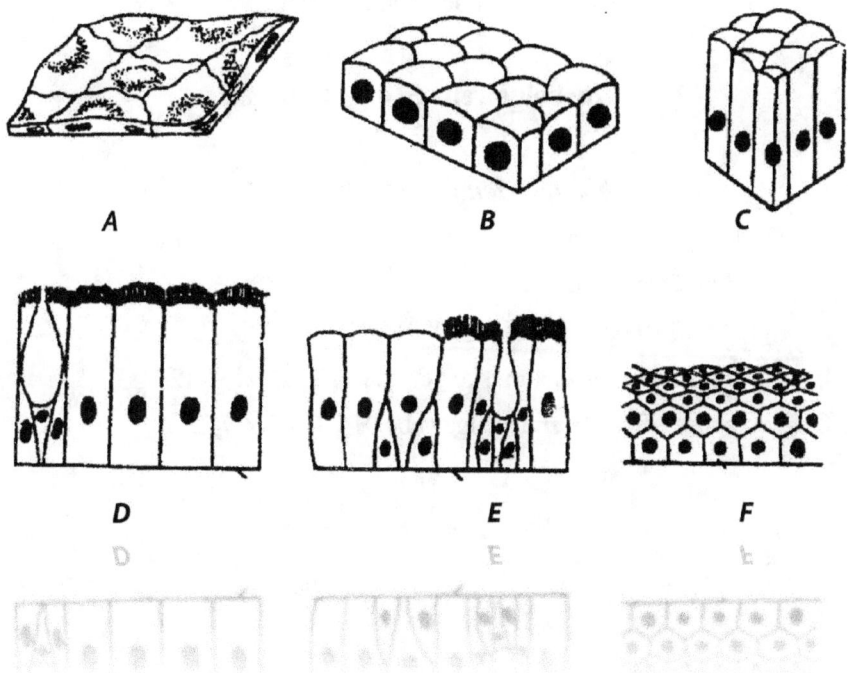

Bindegewebe 719 317 918 517

Muskelgewebe 514 312 814 312

Abb. 4. Arten des Muskelgewebes:
I — Bild im Längsschnitt
II — Bild im Querschnitt
A — glattes Muskelgewebe 514 718 314 218
B — quergestreiftes Skelettmuskelgewebe 917 312 218 412
C — quergestreiftes Herzmuskelgewebe 914 318 514 712

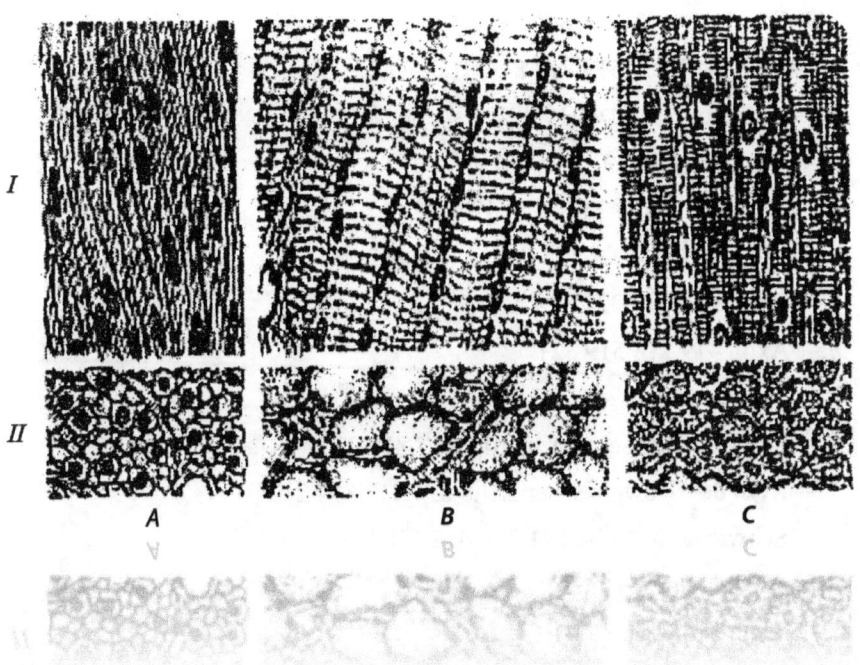

Nervengewebe 718 412 518 914

Abb. 5. Aufbau des Neurons:

I — sensorisches Neuron 814 317 914 918:

1 — Endigungen des Neurons 519 312 214 712

2 — Axon 314 812 219 418

3 — Kern 314 812 219 217

4 — Zellkörper 917 219 817 519

5 — Dendrit 318 517 918 241

6 — Myelinschicht 514 717 814 317

7 — Rezeptor 518 214 019 481

8 — Organ 814 317 914 817

9 — Neurilemm 714 312 814 512

II — motorisches Neuron 319 816 819 312:

1 — Dendriten 519 321 819 428

2 — Axon 419 218 519 321

3 — Endknöpfchen 214 217 814 312

4 — Ranvierscher Schnürring 518 217 818 217

5 — Kern der Schwannscher Zelle 214 312 814 212

6 — Schwannsche Zelle 841 218 412 518

III — Schaltneuron (Interneuron) 314 517 214 817:

1 — Axon 314 812 219 418

2 — Dendriten 317 518 919 318

3 — Kern 489 218 219 311

4 — Zellkörper 518 218 918 317

5 — Dendron 518 418 719 281

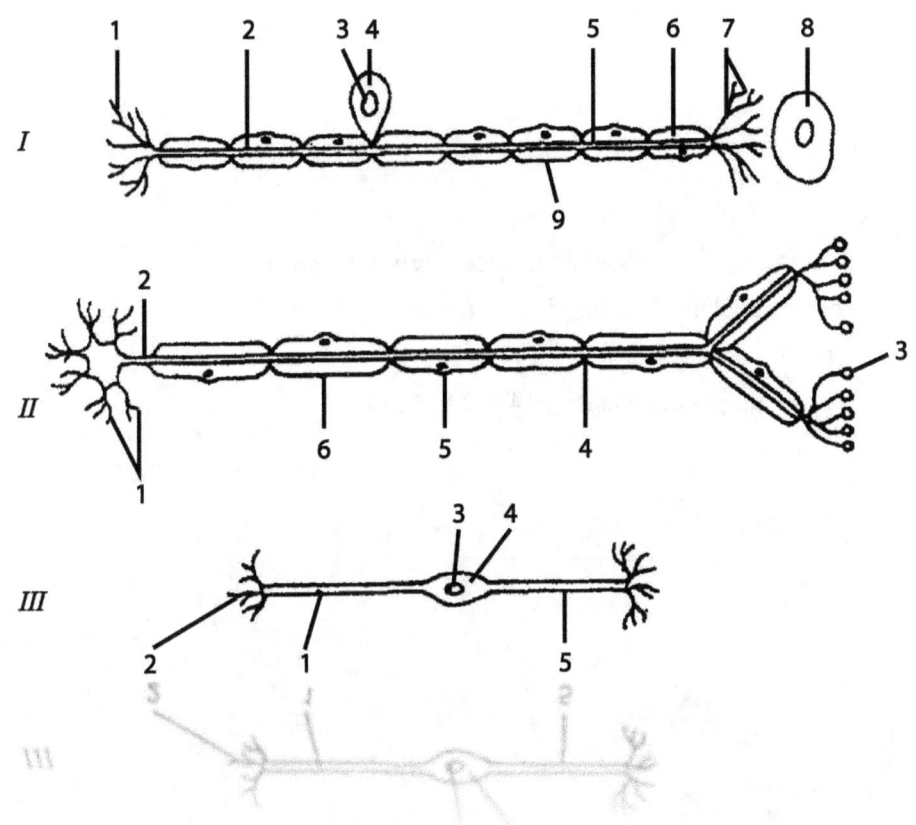

Abb. 6. Arten von Neuronen:
A — unipolares Neuron 514 312 814 212
B — bipolares Neuron 818 217 318 514
C — multipolares Neuron 514 712 814 312

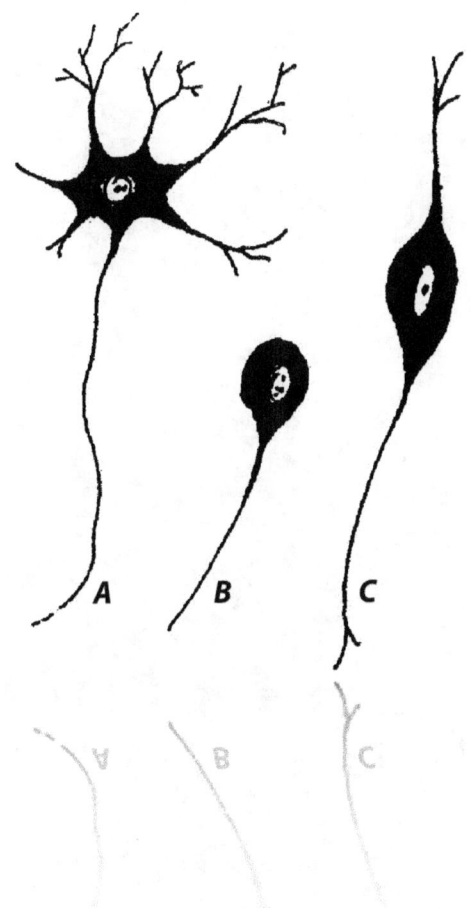

© Г. П. Грабовой 2002

NERVENSYSTEM 219 317 819 298

Zentrales Nervensystem 291 384 074 217

Rückenmark 314 218 814 719

Abb. 7. Rückenmark (Schema):

A: 1 — Rückenmark 219 381 478 064:

2 — zervikale Verdickung (in Bereich des Halsmarks) 298 387 984 721

3 — lumbosakrale Verdickung (im Bereich des Lenden- und Sakralmarks) 429 317 219 817

4 — Conus medullaris (Markkegel) 219 381 419 971

5 — filum terminale 519 317 919 218

B: 1 — ventriculus terminalis (Ventrikel des filum terminale) 419 814 218 914

2 — filum terminale 519 312 819 212

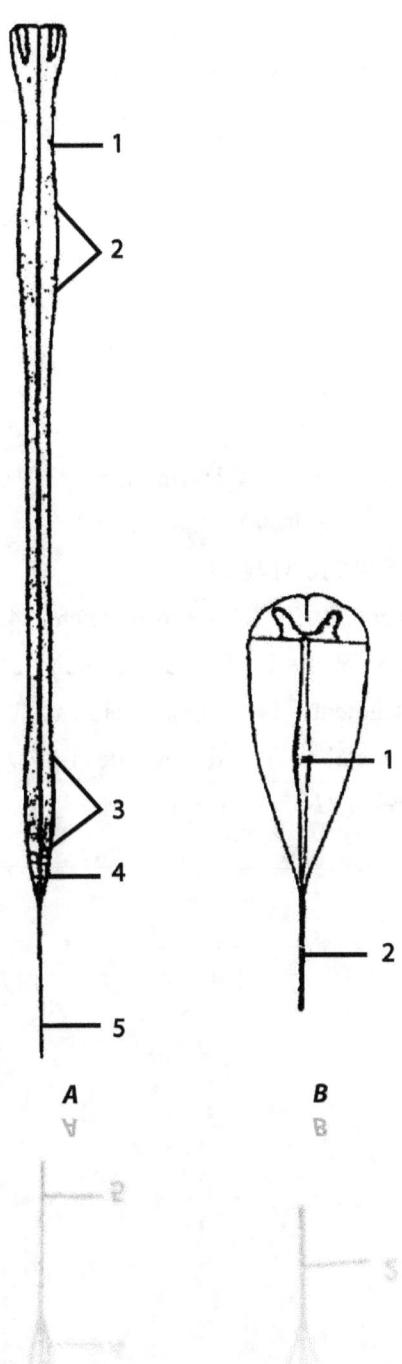

© Г. П. Грабовой 2002

Abb. 8. Segmente des Spinalmarks 219 317 888 847:
1 — Halsmarksegmente (1—8) 218 828 204 217,
   Halsbereich 849 218 314 918
2 — Brustmarksegmente (1—12), Brustbereich 234 891 019 217
3 — Lendenmarksegmente(1—5) , Lendenbereich 219 004 489 668
4 — Sakralmarksegmente (1—5), Sakralbereich 229 317 916 021
5 — kokzygeale (Steißbein-) Marksegmente (1—3),
   Steißbeinbereich 834 219 918 715

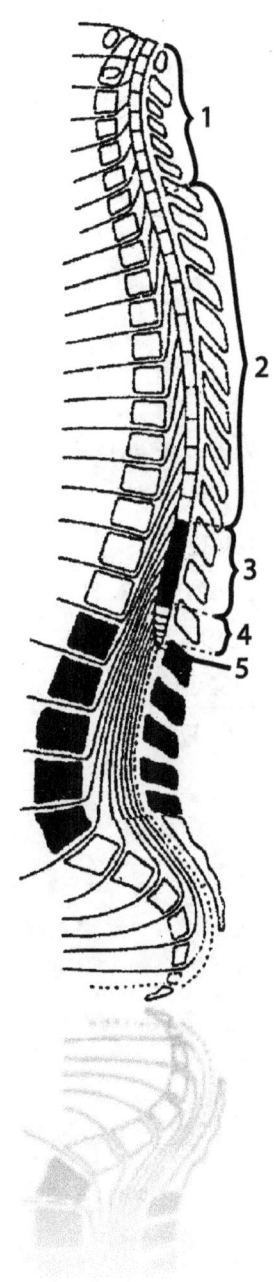

Abb. 9. Rückenmark (Schema):

1 — zentraler Kanal 888 991 213 451
2 — graue Substanz 891 021 328 423
3 — weiße Substanz 478 217 219 328
4 — Vorderstrang 489 219 219 321
5 — Seitenstrang 290 029 432 517
6 — Hintestrang 048 217 428 471

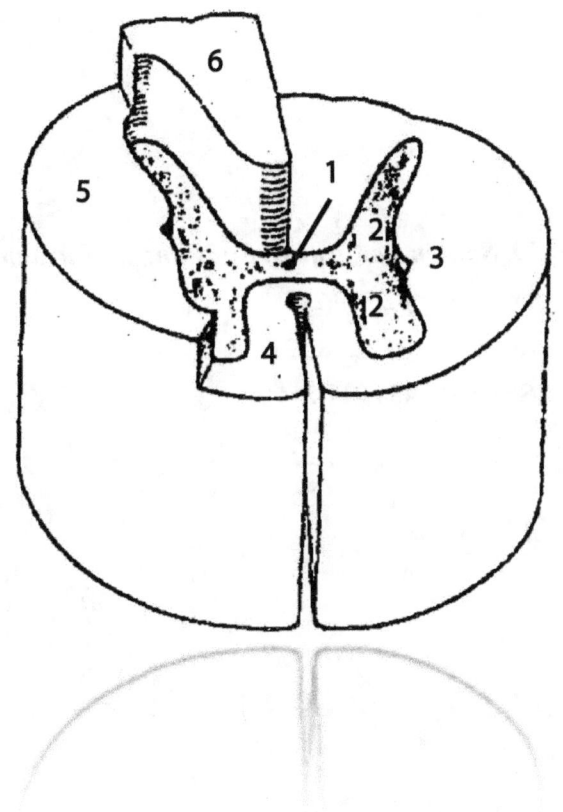

Abb. 10. Säulen der grauen Substanz im Rückenmark:
1 — hintere Säule 219 482 319 213
2 — seitliche Säule 214 712 218 521
3 — vordere Säule 317 484 217 244

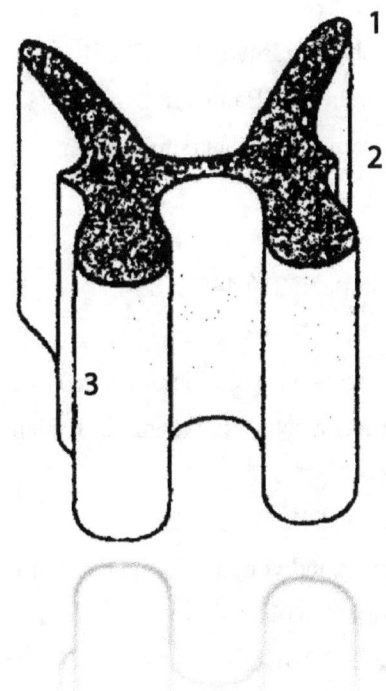

Abb. 11. Leitbahnen der weißen Substanz
im Querschnitt des Rückenmarks(Schema):

1 — zarter Strang (Fasciculus gracilis) 219 317 418 217

2 — keilförmiger Strang(Fasciculus cuneatus) 319 215 219 317

3 — hintere Nervenwurzel (Radix dorsalis) 214 317 219 224

4 — laterale corticospinale (pyramidale) Bahn 248 317 218 321

5 — rubrospinale Bahn 428 521 328 721

6 — hintere spinocerebelläre Bahn 888 917 218 912

7 — vordere spino-cerebelläre Bahn 918 214 218 217

8 — laterale spinothalamische (Rückenmark-Thalamus-) Bahn 318 217 218 914

9 — olivospinale Bahn 514 219 314 819

10 — vestibulospinale Bahn 219 444 558 913

11 — reticulospinale Bahn 219 317 418 213

12 — vordere corticospinale (pyramidale) Bahn 219 318 214 217

13 — vordere spinothalamische (Rückenmark-Thalamus-) Bahn 219 317 218 214

14 — spino-tectale Bahn 218 317 219 217

15 — hinterer, seitlicher und vorderer fasciculi proprii 219 314 214 315

16 — Vorderhorn 218 217 314 218

17 — Seitenhorn 218 317 214 218

18 — Hinterhorn 418 217 218 317

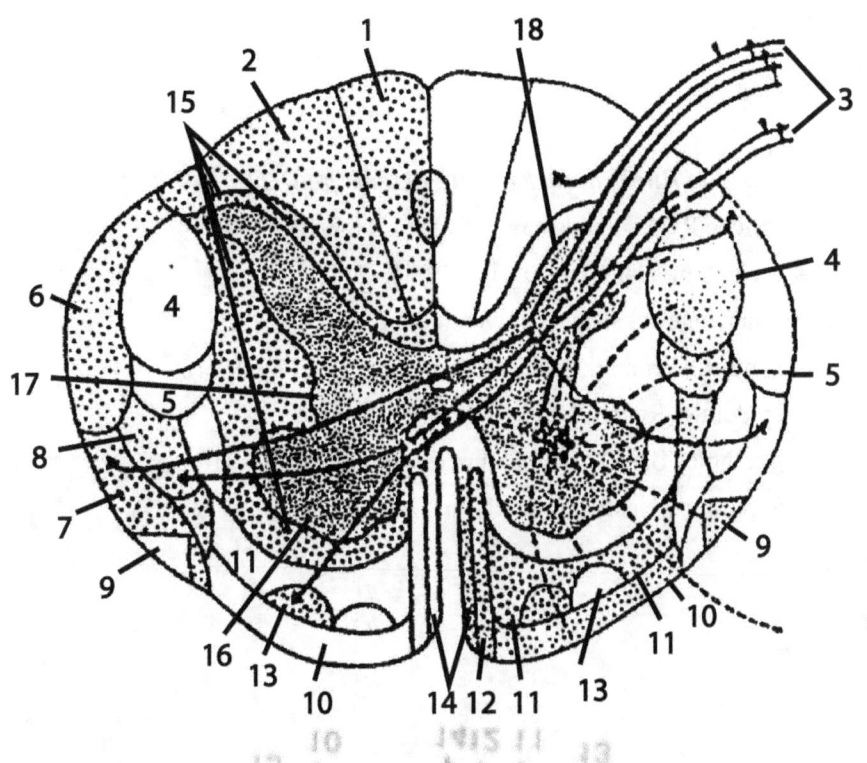

Abb. 12. Rückenmarkshäute (Meningen) 219 317 819 312:
1 — weiche Rückenmarkshaut (Pia mater) 849 312 219 814
2 — subarachnoidaler Raum 314 712 814 212
3 — Spinnengewebshaut (Arachnoidea) 219 317 814 218
4 — harte Rückenmarkshaut (Dura mater) 218 217 319 218
5 — epiduraler Raum 217 314 218 217
6 — gezahntes Band (Ligamentum denticulatum) 217 318 219 312
7 — Septum cervicale intermedium 214 321 814 712

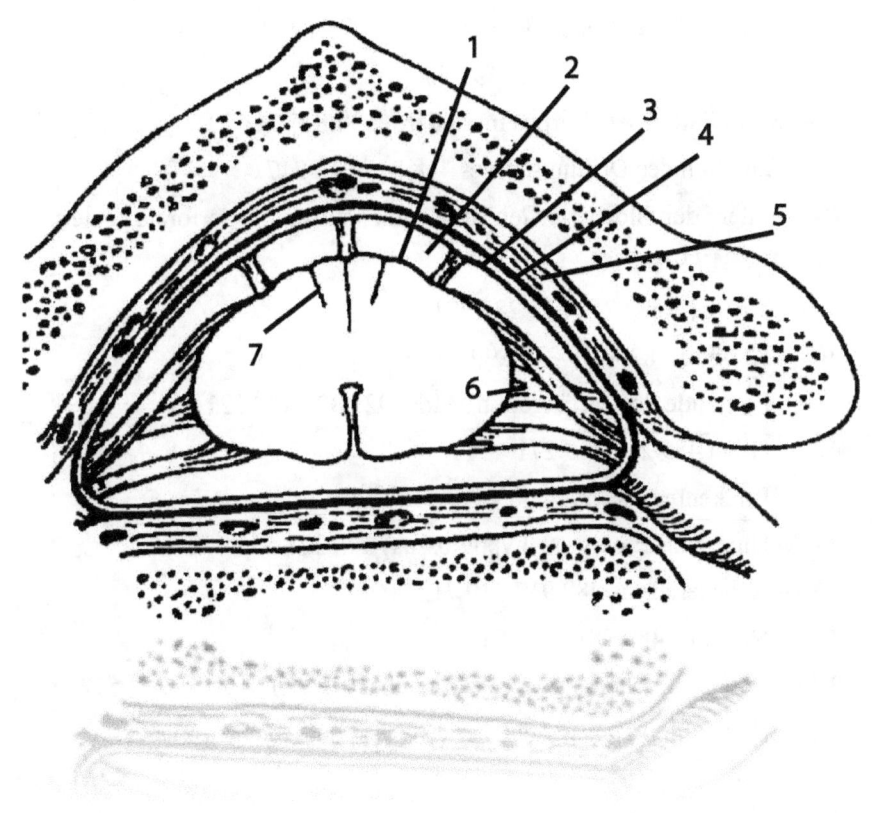

Gehirn 814 729 318 818

Abb. 13. Hirnbasis 219 888 676 021:

1 — Riechkolben (Bulbus olfactorius) 024 312 598 742

2 — olfactorischer Trakt 718 217 458 917

3 — vordere durchlöcherte Gehirnsubstanz (substantia perforata anterior) 218 317 219 218

4 — grauer Höcker (tuber cinerium) 519 317 219 417

5 — optischer Trakt 519 218 919 245

6 — Mamillarkörper (Corpus mamillare) 534 817 214 712

7 — Ganglion des Drillingsnerves 418 217 218 217

8 — hintere durchlöcherte Gehirnsubstanz (substantia perforata posterior) 219 317 919 217

9 — Brücke (Pons) 248 317 284 271

10 — Kleinhirn 828 219 328 299

11 — Pyramide des verlängerten Marks 928 321 728 521

12 — Oliva 489 217 319 271

13 — Rückenmarksnerven 489 218 918 217

14 — Unterzungennerv (N. hypoglossus) 548 321 555 678

15 — N. accessorius 489 917 319 712

16 — N. vagus 489 981 728 221

17 — Zungen-Rachen-Nerv (N. glossopharyngeus) 519 371 214 572

18 — Hör- und Gleichgewichtsnerv (N.Vestibulocochlearis) 548 217 918 421

19 — Gesichtsnerv (N. facialis) 999 811 319 211

20 — Augenabziehnerv (N. abducens) 514 517 214 812

21 — N. trigeminus (Drillingsnerv) 519 312 819 212

22 — Augenrollnerv (N. trochlearis) 319 712 819 212

23 — Augenbewegungsnerv (N.oculomotorius) 519 217 519 217
24 — Sehnerv 448 817 918 217
25 — Riechnerven 478 215 589 315

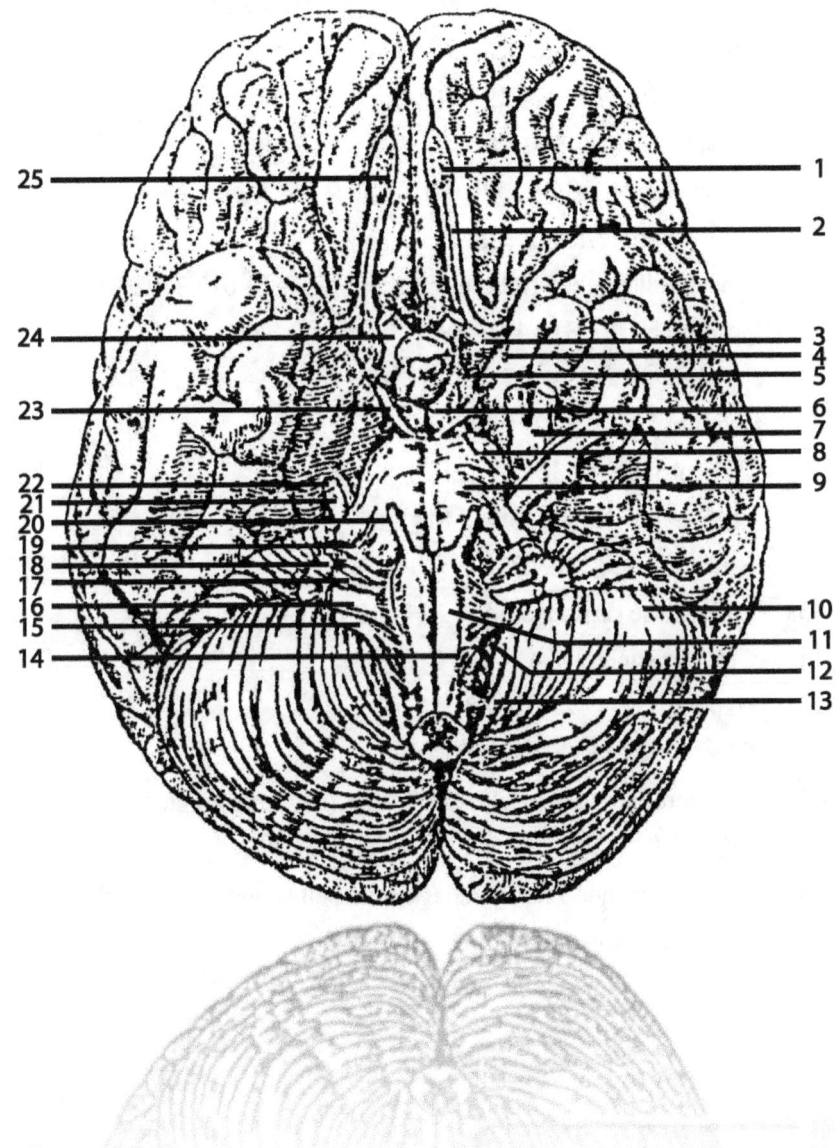

Abb. 14. Gehirn (saggitales Bild):

1 — Furche des Warzenkörpers 248 312 848 212

2 — Gürtelfurche 579 312 919 021

3 — Gürtelwindung 898 312 024 712

4 — Warzenkörper 498 712 328 071

5 — zentrale Furche 489 213 048 217

6 — Paracentralläppchen (lobulus paracentralis) 811 017 319 218

7 — Spornfurche 214 318 414 888

8 — Vierhügelplatte 514 317 818 212

9 — Kleinhirn 828 219 328 299

10 — IV Ventrikel 514 321 414 218

11 — verlängertes Mark 514 417 814 217

12 — Brücke 519 312 819 212

13 — Zirbeldrüse (Epiphyse) 519 317 819 217

14 — Großhirnstiele 918 412 818 212

15 — Hypophyse 317 218 219 819

16 — III Ventrikel 818 217 418 217

17 — Querverbindung der Sehhügel (Adhesio interthalamica) 819 312 919 222

18 — durchscheinende Trennwand (Septum pellucidum) 214 817 914 817

19 — obere Stirnhirnwindung 918 918 919 217

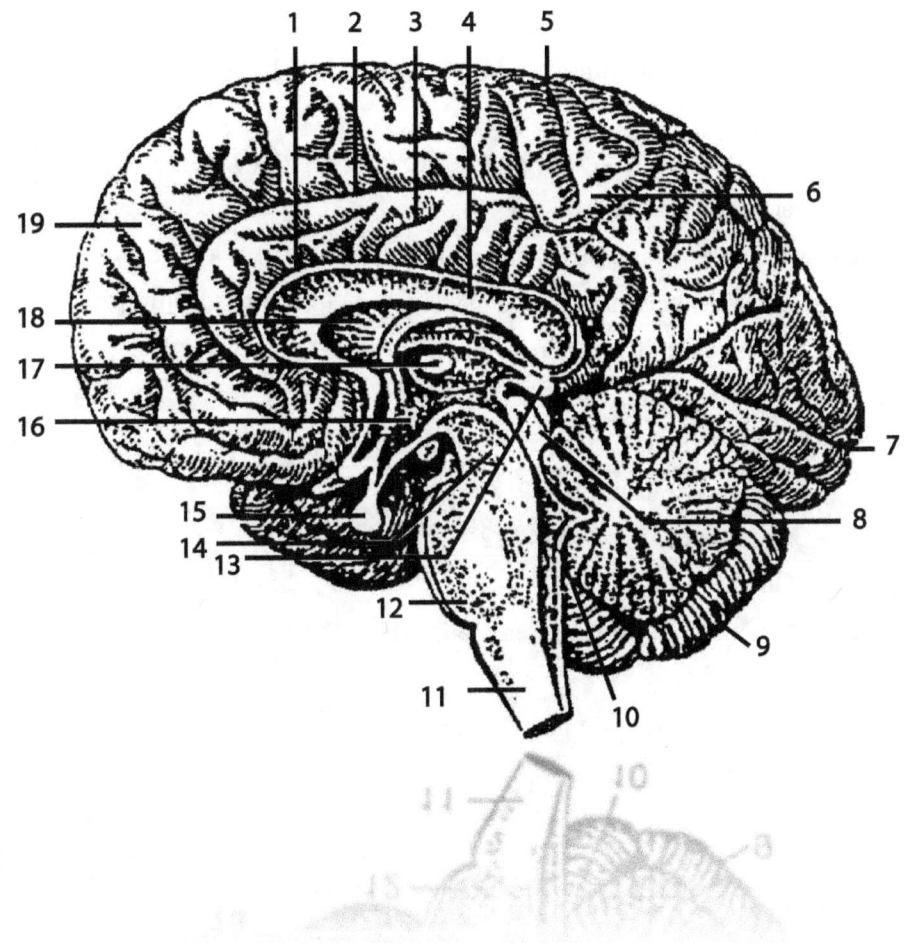

Verlängertes Mark 214 713 914 819

Abb. 15. Verlängertes Mark (ventrales Bild):
1 — verlängertes Mark 214 713 914 819
2 — Area retroolivaris (Areal hinter Oliven) 219 317 919 817
3 — vordere Mittelspalte (fissura mediana anterior) 914 712 814 212
4 — Sulcus retroolivaris (Furche hinter Oliven) 319 217 819 317
5, 9 — Vorderseitenfurche 519 310 819 210
6 — vordere externe bogenförmige Verbindungsfasern 918 217 918 719
7 — Pyramidenkreuzung 910 918 819 312
8 — Seitenstrang 314 912 814 712
10 — Olive 514 312 814 912
11 — Pyramide des verlängerten Marks 519 317 919 817

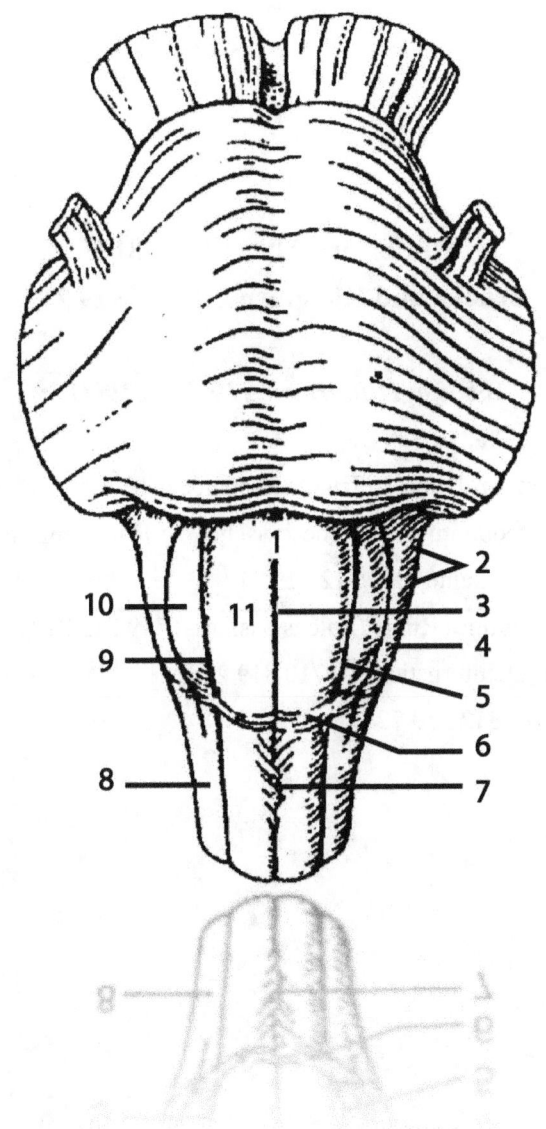

© Г. П. Грабовой 2002

Hinterhirn 219 317 219 817
Brücke und Kleinhirn 219 317 919 217

Abb. 16. Hinterhirn 219 317 219 817:
1 — Kleinhirn 828 219 328 299
2 — Pons-Kleinhirn-Dreieck (Trigonum pontocerebellaris) 214 312 814 912
3 — Sulcus bulbopontinus (Furche zwischen verlängertem Mark und Brückenunterkante) 819 312 219 217
4 — basilare (mittige) Rinne (Sulcus basilaris) 519 312 219 212
5 — mittlerer Kleinhirnstiel 219 710 819 210
6 — Brücke 519 312 219 224

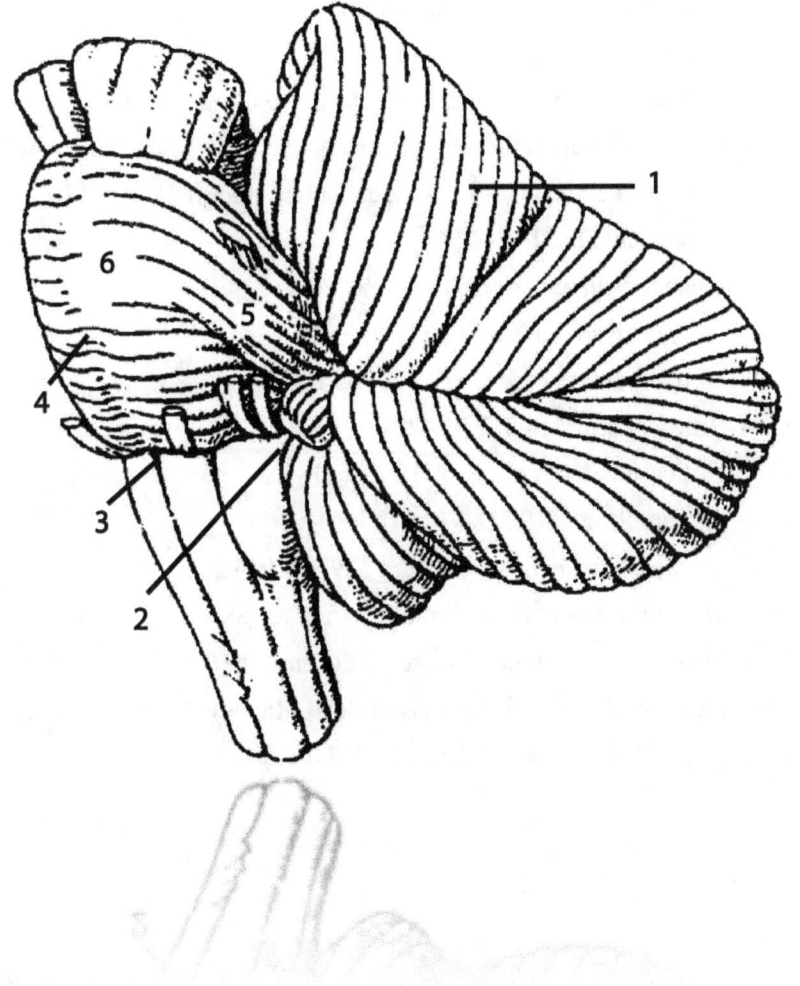

© Г. П. Грабовой 2002

Abb. 17. Querschnitt der Brücke (Schema):
1 — hinteres Längsbündel 519 317 819 213
2 — Mittelhirnabschnitt des N. trigeminus 519 017 819 317
3 — mediales Längsbündel 517 918 917 819
4 — mediale Schleife (lemniscus mediales) 319 021 713 211
5 — Retikulärformation (Formatio reticularis) 519 312 919 812
6 — Trigeminus-Schleife (Tractus trigeminothalamicus) 819 417 919 817
7 — spinale Schleife 514 312 914 212
8 — pontocerebellare Fasern 519 471 919 012
9 — corticonucleare Fasern 519 315 219 818
10 — cortico-pontine Fasern 519 317 919 817
11 — Brückenkerne 514 312 914 214
12 — corticospinale Fasern 218 319 219 418
13 — basilare Rinne 519 318 914 218
14 — querverlaufende Brückenfasern 519 312 919 218
15 — vorderer (basilarer) Abschnitt der Brücke 588 217 918 214
16 — hinterer Abschnitt der Brücke (Brückenhaube) 819 312 919 212
17 — mediane Verbindungslinie der Brücke (Raphe) 519 318 919 218
18 — tectospinaler Trakt 518 217 918 217

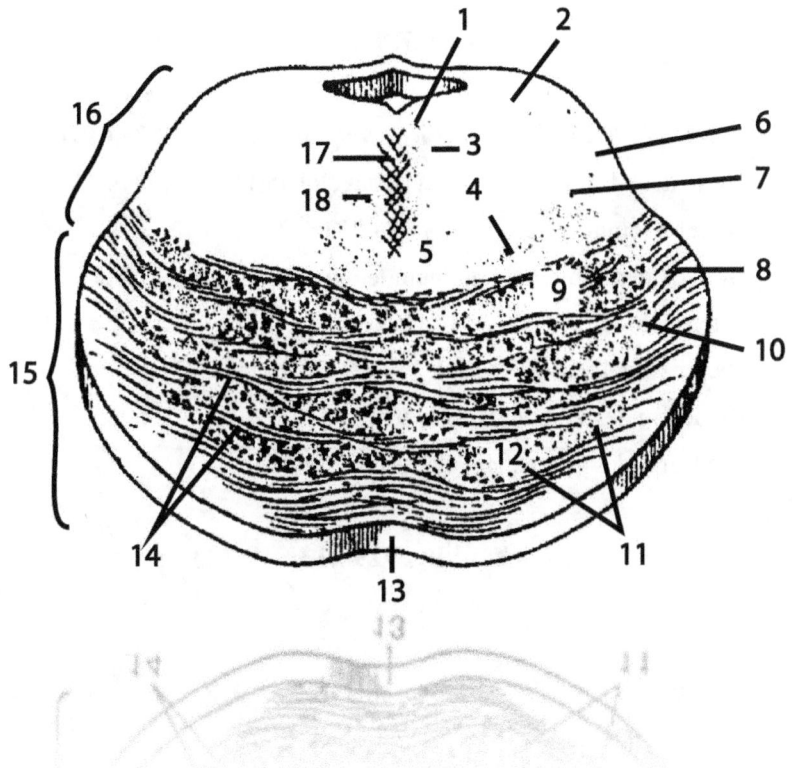

Mittelhirn 519 417 819 210

Abb. 18. Mittelhirn und Rautengrube 519 317 888 910:
1 — Platte des Mittelhirndaches (Vierhügelplatte) 519 817 319 217
2 — oberer Kleinhirnstiel 419 817 919 217
3 — Dreieck der Schleife (Trigonum lemnisci) 519 217 314 717
4 — unterer Hügel 514 817 914 917
5 — oberer Hügel 918 071 518 971
6 — Bindearm des unteren Hügels 519 217 918 201
7 — Bindearm des oberen Hügels 519 322 068 290

Zwischenhirn 919 213 819 223

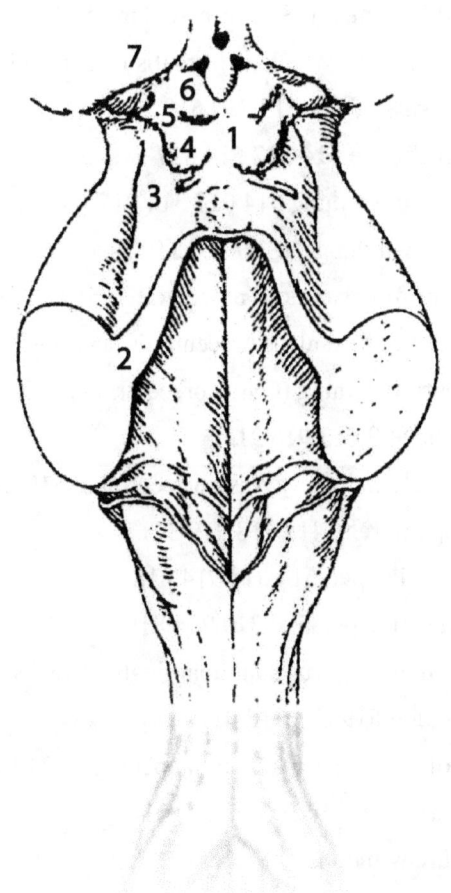

Abb. 19. Gehirn: obere, laterale
Oberfläche, Furchen und Windungen (Schema):

A, B: 1 — seitliche (laterale) Furche des Gehirns 514 213 814 213

2 — Deckelteil (pars opercularis) der unteren Stirnhirnwindung 219 312 819 222

3 — dreieckiger Teil (pars triangularis) der unteren Stirnhirnwindung 888 917 918 217

4 — orbitaler Teil der unteren Stirnhirnwindung 519 312 219 212

5 — untere Stirnhirnfurchev (sulcus frontalis inferior) 498 213 718 223

6 — untere Stirnhirnwindung 519 312 519 212

7 — obere Sirnhirnfurche 514 317 514 817

8 — mittlere Stirnhirnwindung 514 017 314 917

9 — obere Stirnhirnwindung 918 217 518 917

10 — untere Zentralfurche (sulcus precentralis) 519 217 919 817

11 — obere Zentralfurche (sulcus precentralis superior) 918 512 318 412

12 — vordere Zentralwindung (Gyrus precentralis) 479 318 012 891

13 — Zentralfurche 999 613 918 213

14 — hintere Zentralwindung (gyrus postcentralis) 519 217 918 227

15 — Scheitellappenfurche 418 218 219 371

16 — oberer Scheitellappen 514 318 914 818

17 — unterer Scheitellappen 514 319 214 819

18 — Oberrandwindung (gyrus supramarginalis) 918 883 518 913

19 — Winkelwindung 519 311 918 911

20 — Okzipitalpol (Ende des Okzipitallappens) 519 317 819 517

21 — untere Schläfenfurche 519 217 219 317

22 — obere Schläfenwindung 519 218 919 519

23 — mittlere Schläfenwindung 519 712 919 212

24 — untere Schläfenwindung 518 317 918 217

25 — obere Schläfenfurche 514 219 314 919

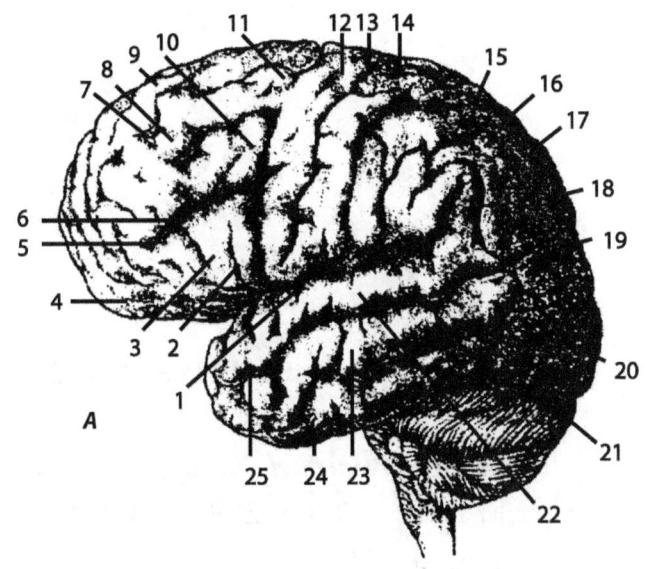

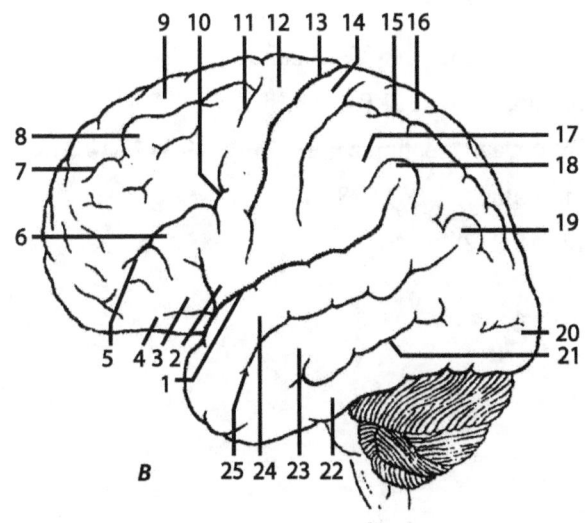

© Г. П. Грабовой 2002

51

Hirnventrikel 219 317 919 217

Abb. 20. Seitenventrikel des Großhirns 919 814 919 217:
1 — zentraler Teil des Seitenventrikels 514 312 814 712
2 — Unterhorn 319 817 919 917
3 — Hinterhorn 519 317 919 817
4 — Öffnung (Verbindung) zwischen den Ventrikeln
(Foramen interventriculare) 548 321 918 811
5 — durchscheinende Trennwand (septum pellucidum) 519 317 819 217
6 — Kopf des Nucleus caudatus 511 064 918 244
7 — Vorderhorn 514 312 518 212

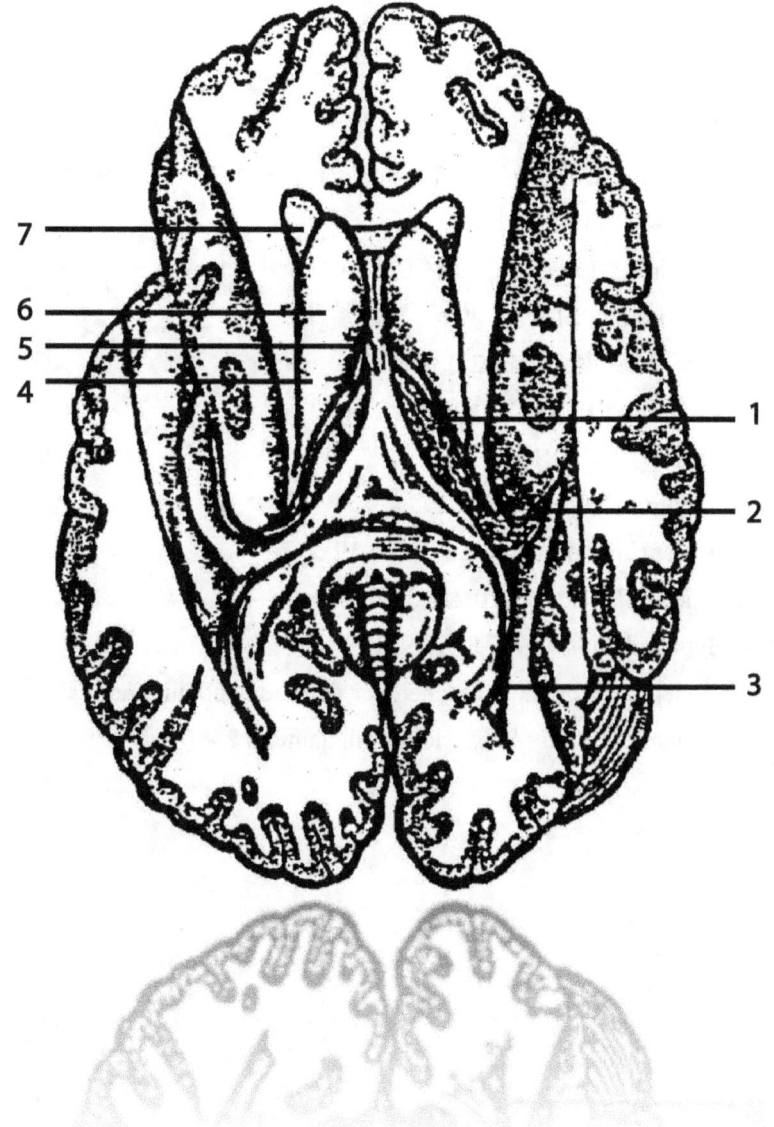

© Г. П. Грабовой 2002

Abb. 21. Rautenhirn (Saggitalschnitt) 519 312 819 212:

1 — Balken 498 712 328 071
2 — Zirbeldrüse (Epiphyse) 519 317 819 217
3 — Kleinhirn 828 219 328 299
4 — verlängertes Mark 519 211 068 001
5 — Rautenhirn 519 312 819 212
6 — Brücke 519 317 819 313
7 — Hypophyse 317 218 219 819
8 — Trichter (infundibulum) 519 211 919 000
9 — Sehnervenkreuzung 010 216 319 517
10 — Hypothalamus 918 671 818 971
11 — Bindegewebsbrücke zwischen der vorderen und hinteren Thalamushälften (Adhaesio interthalamica) 248 719 361 989

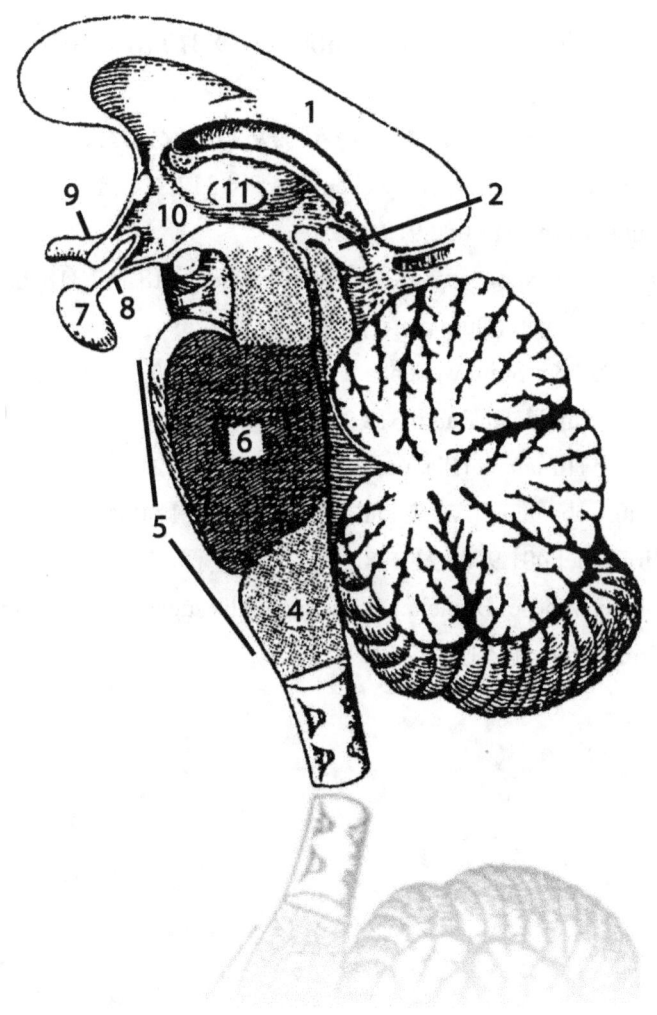

Meningen (Hirnhüllen) 519 317 819 217

Abb. 22. Meningen 519 317 819 217:

1 — Ausstülpungen der Spinnwebenhaut 514 312 814 712
2 — Brückenvene 519 012 919 722
3 — Vene in der Spongiosa (Knochenbälckchen) 518 712 318 222
4 — harte Hirnhaut (Dura mater) 333 489 312 289
5 — Trabekel der Spinnwebenhaut 519 317 919 227
6 — subarachnoidaler Raum 318 271 228 971
7 — weiche Hirnahaut (Pia mater) 514 322 814 212
8 — Spinnwebenhaut (Arachnoidea mater) 319 217 064 827
9 — Hirnsichel 001 918 021 378
10 — oberer venöser Blutleiter (sinus saggitalis superior) 914 715 514 292
11 — Großhirnrinde 918 617 619 017

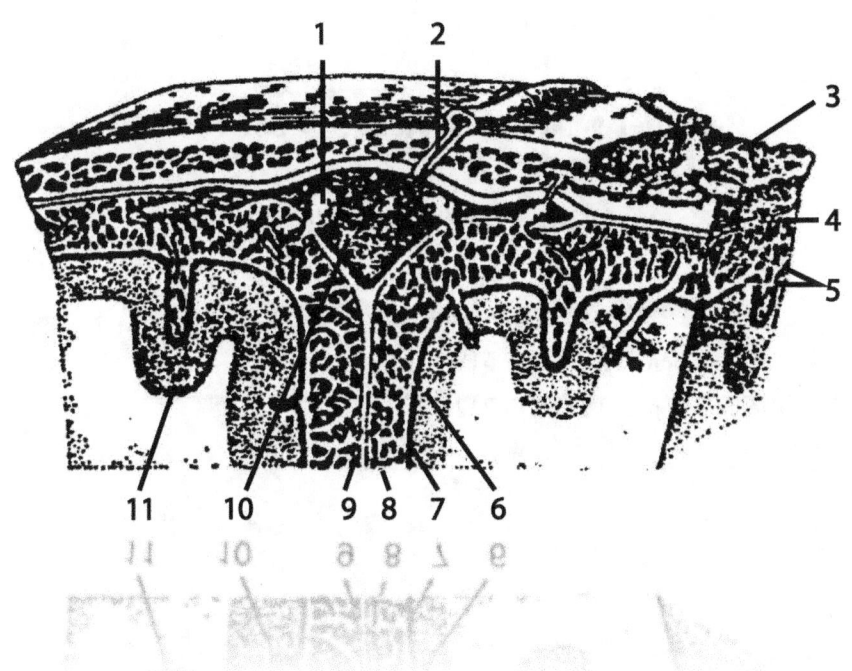

Peripheres Nervensystem 519 555 819 915

Hirnnerven 814 212 314 812

Abb.23. Riechnerv 219 312 819 212:
1 — Riechkolben 917 318 219 518
2 — Riechnerven 219 312 819 212

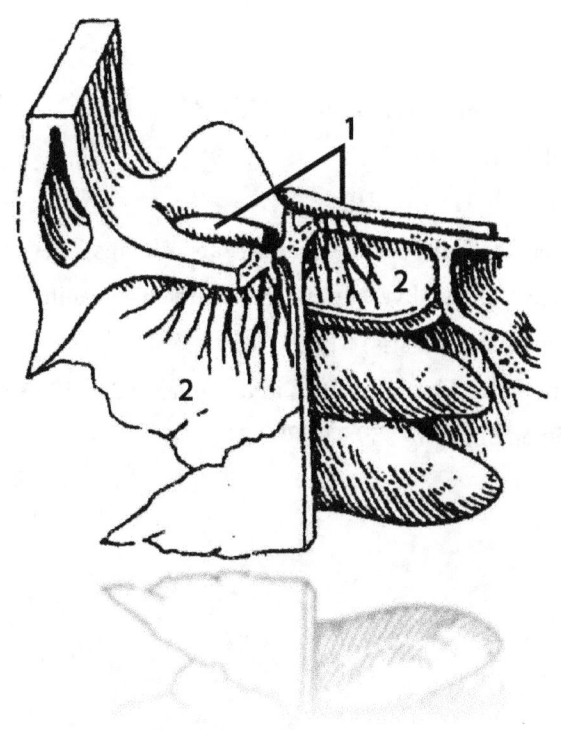

Abb. 24. Sehnerv 519 318 819 212:

1 — Augapfel 519 321 819 288
2 — Sehnerv 519 318 819 212
3 — orbitaler Abschnitt des Sehnerves (Pars orbitalis) 219 316 019 517
4 — im Sehnervenkanal verlaufender Sehnervenabschnitt
   (Pars intracanalicularis) 514 317 814 218
5 — intrakranieller Abschnitt (Pars intracranialis) 219 321 919 821
6 — Sehnervenkreuzung 559 312 889 212

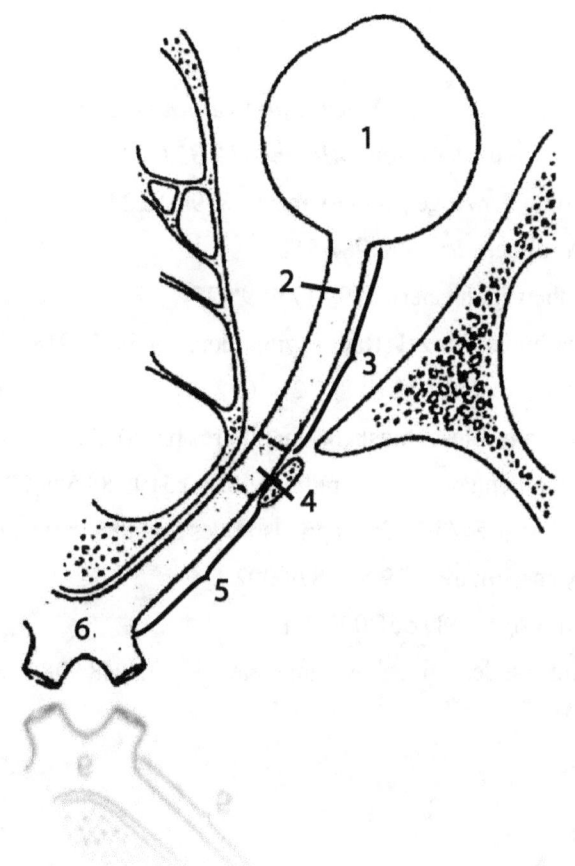

Abb. 25. Augenbewegungsnerv
und Augenrollnerv 819 321 919 821:

1 — Kreuzung der Augenrollnerven 519 819 210 248

2 — Augenrollnerv 551 478 984 512

3 — Augenbewegungsnerv 519 817 459 227

4 — Sympathikus-Wurzel (Radix sympaticus) 548 571 918 221

5 — Sehnerv (Abschnitt) 514 812 214 022

6 — Nerven zum Linsenmuskel (Nn. ciliares brevi) 478 521 928 321

7 — Augenhöhlenganglion (Ganglion ciliare) 519 788 589 228

8 — unterer Ast des Augenbewegungsnerves 219 888 999 617

9 — Radix nasociliares 519 512 879 002

10 — Drillingsnerv 489 555 000 048

11 — oberer Ast des Augenbewegungsnerves 501 048 998 118

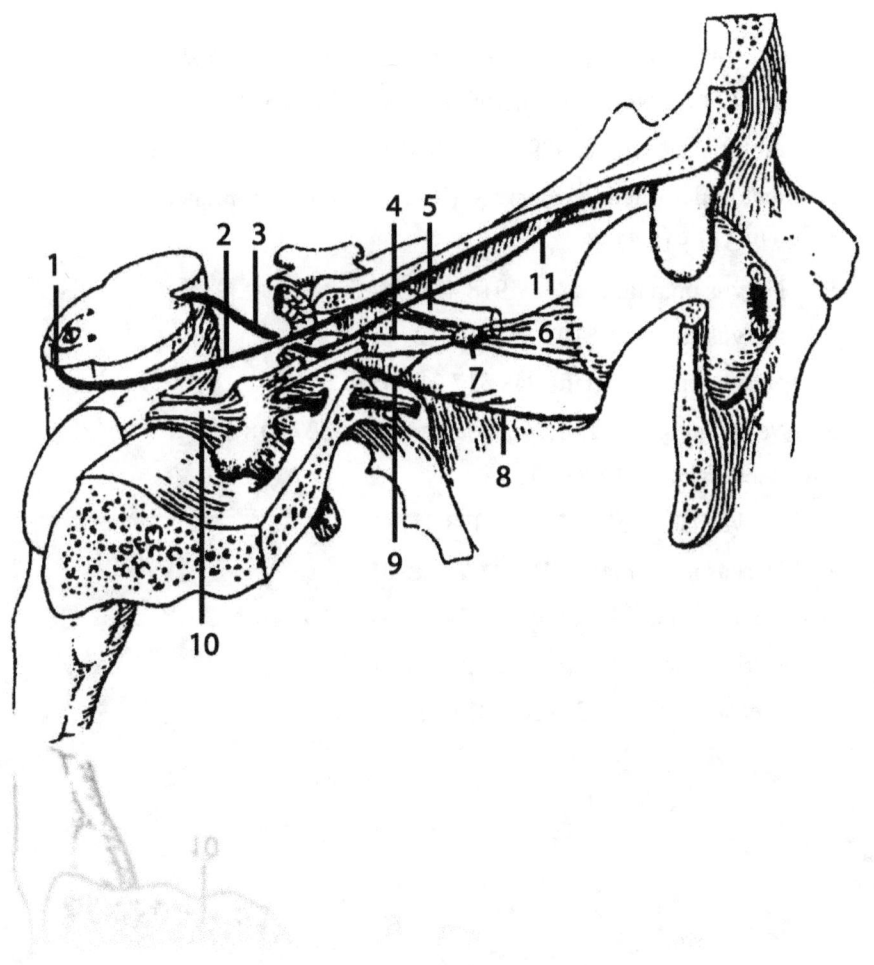

Abb. 26. Augenhöhlennerv = Nervus ophthalmicus (1. Ast des Drillingsnerves) 914 815 914 715:

1 — motorische Wurzel 929 317 918 817

2 — tentorialer (meningealer) Ast (Ramus tentorii (meningeus) 929 317 918 513

3 — Nervus ophtalmicus 317 918 478 217

4 — Nervus frontalis 519 712 919 812

5 — Nervus supraorbitalis 948 517 218 557

6 — Verbingungsast (zum Jochbeinnerv) 514 827 918 527

7 — Sehnerv 519 312 819 212

8 — Nervus lacrimalis 478 217 378 217

9 — Nervus nasociliaris 519 318 219 298

10 — Ganglion des Drillingsnerves 519 318 719 216

11 — Drillingsnerv 418 751 219 221

12 — sensible Wurzel 514 321 814 721

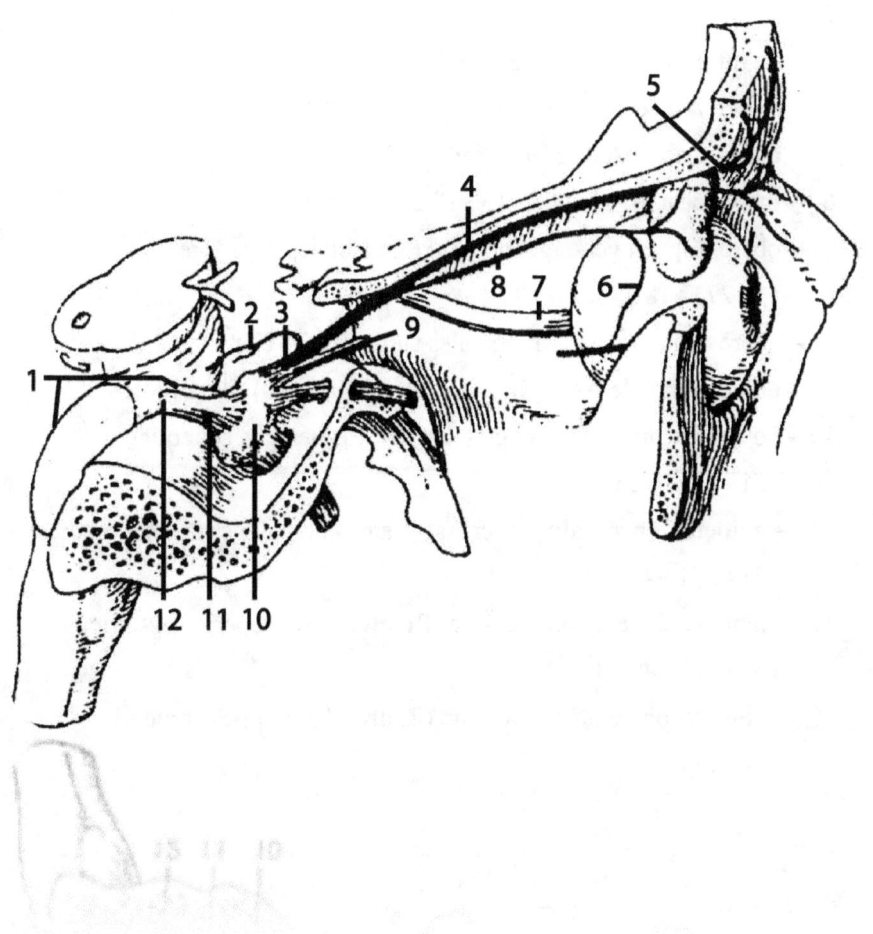

Abb. 27. Oberkiefernerv = N. maxillaris
(2. Ast des Drillingsnerves) 519 712 819 222:

1 — Oberkiefernerv (N. maxillaris) 519 712 919 222

2 — Jochbeinnerv (N. zygomaticus) 498 517 018 917

3 — N. infraorbitalis 514 312 814 212

4 — untere Äste der Augenlider 519 231 919 811

5 — äußere nasale Äste 519 817 919 227

6 — innere nasale Äste 498 515 918 225

7 — obere, Lippen versorgende Äste (Rr. labiales superiores) 514 273 518 223

8 — obere dentale Äste (Rr. dentales superiores) 519 816 319 777

9 — obere gingivale Äste (Rr. gingivales superiores) 418 217 918 227

10 — oberes dentales Nervengeflecht (Plexus dentalis superior) 519 621 978 911

11 — mittlerer, oberer alveolarer Ast (Ramus alveolaris superior medius) 514 371 948 211

12 — hintere, obere alveolare Äste (Rr. alveolares superior posterior) 514 327 549 247

13 — vordere, obere alveolare Äste (Rr. alveolares superior anterior) 548 217 217 319

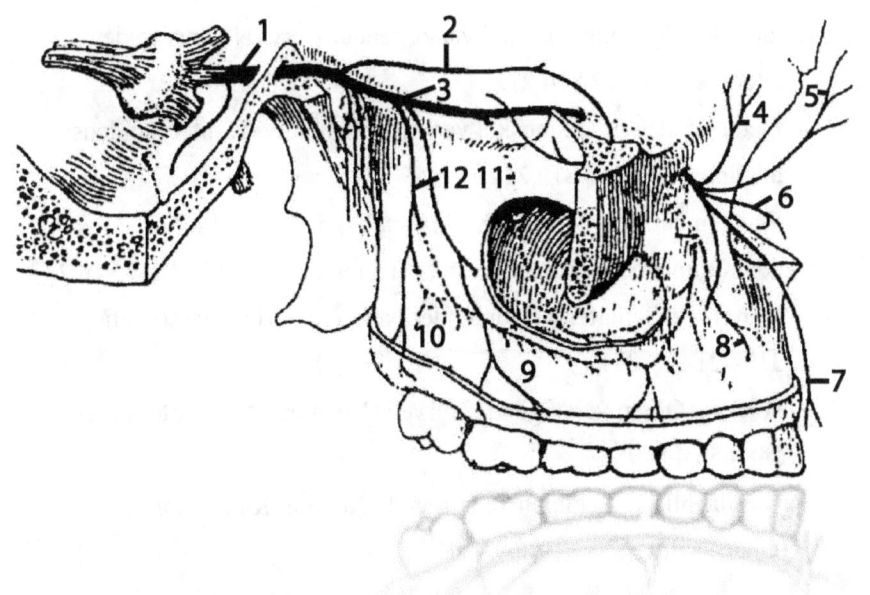

*Abb. 28. Unterkiefernerv = N. mandibularis
(3. Ast des Drillingsnerves) 514 321 814 221:*

1 — Unterkiefernerv 514 321 814 221

2 — lateraler, den Flügelmuskel versorgender Nerv (N. pterygoideus lateralis) 214 712 814 212

3 — medialer, den Flügelmuskel versorgender Nerv (N. pterygoideus medialis) 519 712 819 212

4 — Wangen versorgender Nerv (N.buccalis) 514 312 814 212

5 — den Kaumuskel versorgender nerv (N. massetericus) 518 217 918 227

6 — Ohren und Schläfen versorgender Nerv (N. auriculotemporalis) 319 721 919 221

7 — vordere, Ohren versorgende Nerven (Nn. auriculares anteriores) 248 655 448 755

8 — oberflächliche, Schläfen versorgende Nerven (Rr. temporales superficiales) 429 321 899 411

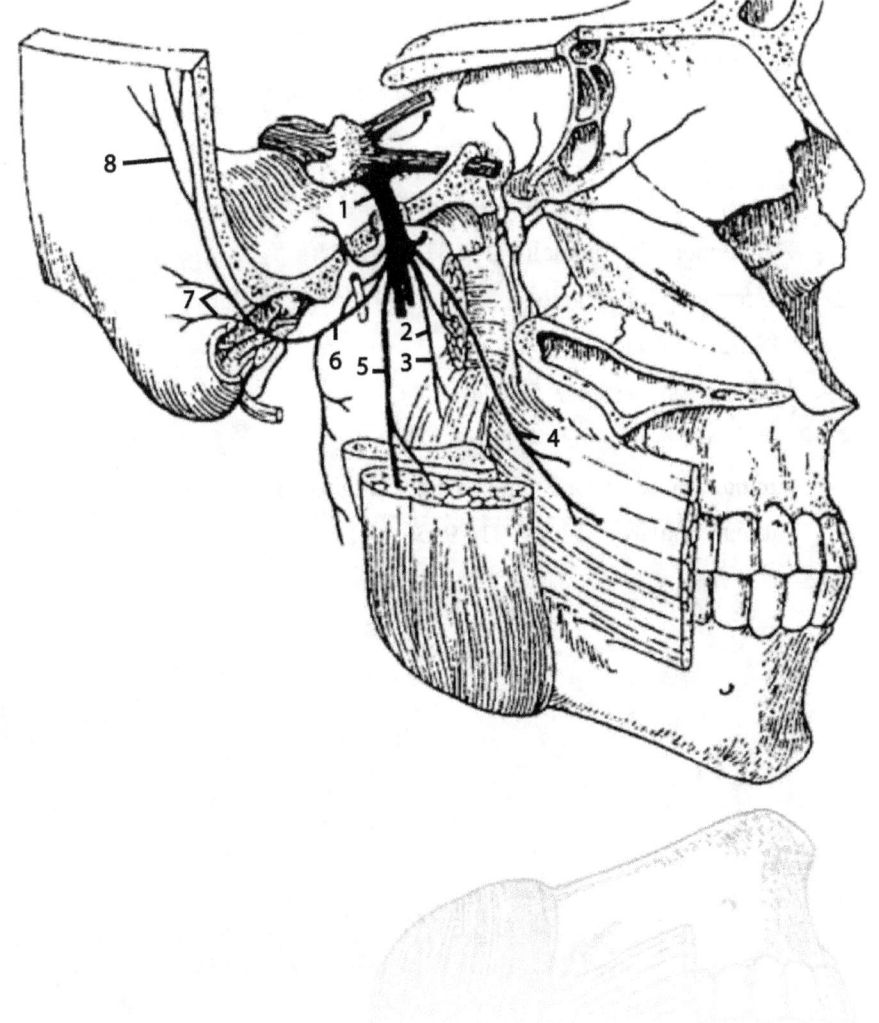

© Г. П. Грабовой 2002

Abb. 29. Zungennerv 214 318 714 818:

1 — Zungennerv (N. lingualis) 214 318 714 818

2 — Kiefer und Unterzunge versorgender Nerv (N. mylohyoideus) 519 312 419 712

3 — linguale Äste 819 418 519 718

4 — sublingualer Nerv 531 418 818 819

5 — submandibularer parasympatischer Ganglion (Ganglion submandibulare) 314 815 214 915

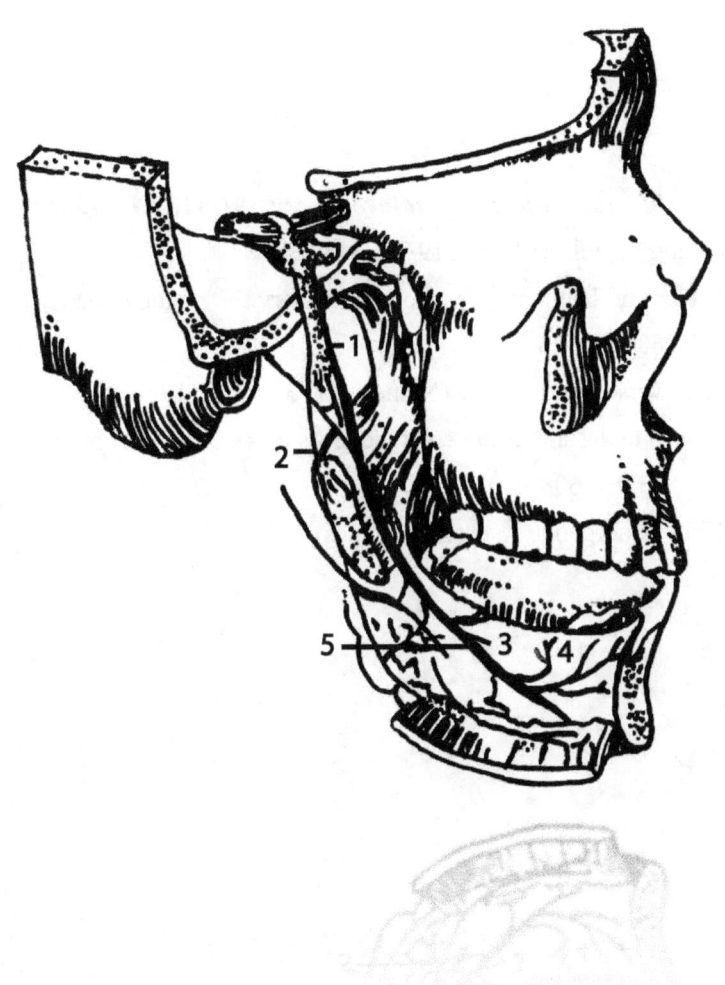

Abb. 30. Unterer alveolarer Nerv 891 318 519 458:

1 — unterer alveolarer Nerv 519 314 818 888

2 — Kiefer und Unterzunge versorgender Nerv (N. mylohyoideus) 319 068 468 001

3 — Kinn versorgender Nerv (N. mentalis) 319 814 819 914

4 — Lippen und Zahfleisch versorgende Äste (Rr. labiales et gingivales) 514 813 914 608

5 — Kinn versorgende Äste (Rr.mentales) 319 812 819 312

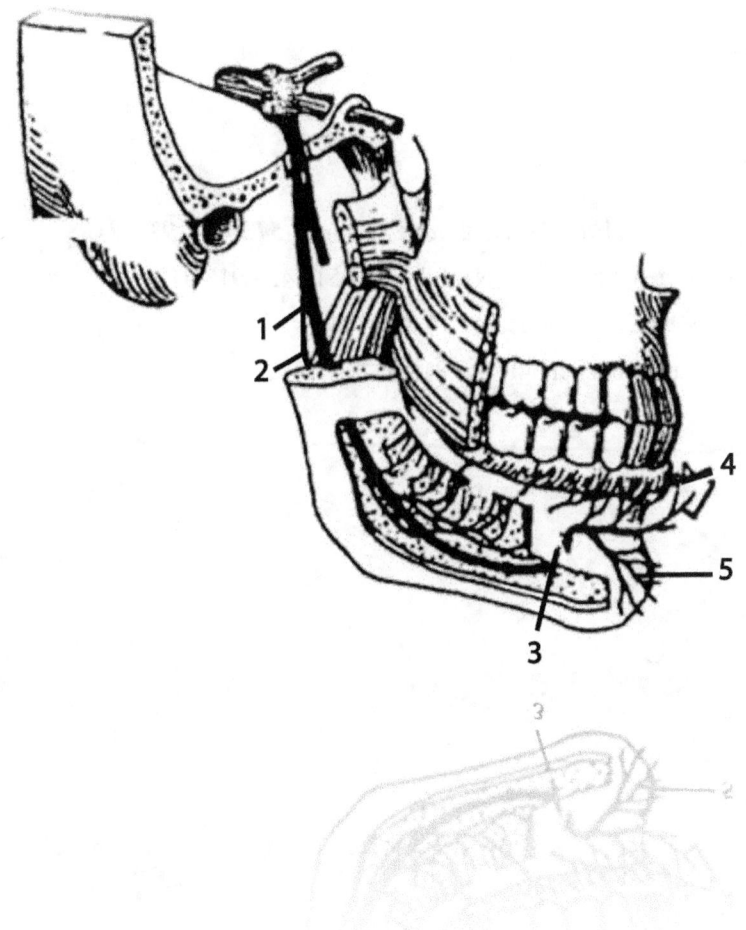

Abb. 31. Augenabziehnerv 513 428 913 918:

1 — Augenabziehnerv (N. abducens) 513 428 913 918

2 — Sehnerv (N. opticus) 514 817 914 317

3 — Augenmuskel 548 712 818 912

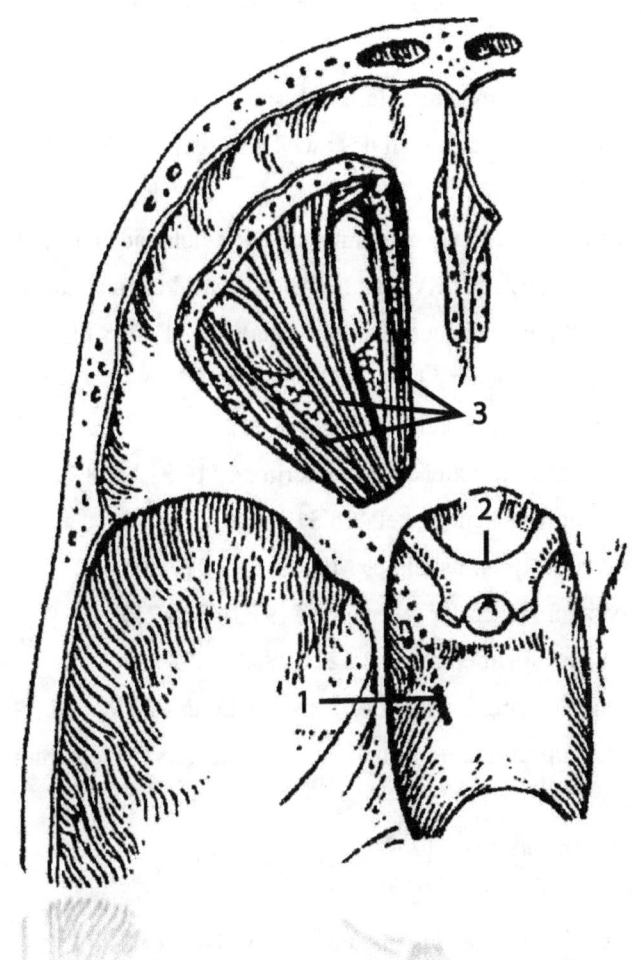

Abb. 32. Gesichtsnerv (N. Facialis) 814 312 814 912:

1 — rautenförmiger Boden des IV Ventrikels (fossa rhomboidea) 519 318 010 624

2 — Kern des Gesichtsnerves 668 317 918 517

3 — Öffnung im Schäfenbein für N.facialis (foramen stylomastoideum) 514 318 214 818

4 — Ast zum hinteren auricularen Muskel 919 312 819 512

5 — Ast zum hinteren Bauch des zweibäuchigen Muskels (M. digastricus) 519 318 918 312

6 — Ast zum Griffelzungenbeinmuskel (M. stylohyoideus) 514 812 819 412

7 — Äste des Gesichtsnerves zu mimischen Muskeln und zur Muskelplatte des ventralen Halsmuskels (Platysma) 514 317 418 219

8 — Mundwinkelheber 514 317 214 317

9 — Ast zum Kinnmuskel 919 512 418 712

10 — Ast zum Niederzieher der Unterlippe 519 312 518 712

11 — Ast zum Backenmuskel 418 317 814 217

12 — Ast zum Ringmuskel des Mundes 219 379 891 472

13 — Ast zum Heber der Oberlippe 519 314 718 213

14 — Ast zum Jochbeinmuskel 521 378 421 278

15 — Äste zum ringförmigen Augenschließmuskel 498 781 398 217

16 — Äste zum frontalen Bauch des Stirnrunzlers (M. epicranius) 548 371 898 217

17 — Paukensaite 519 712 891 421

18 — Zungennerv 214 318 714 818

19 — Ganglion in der Flügelgaumengrube 548 317 814 312

20 — Trigeminus-Ganglion 517 819 319 218

21 — innerer Halsschlagader (A. carotis interna) 549 712 810 248

22 — N. intermedius 548 317 218 227

23 — Gesichtsnerv (N. facialis) 542 819 319 718
24 — Hör- und Gleichgewichtsnerv 528 317 228 487

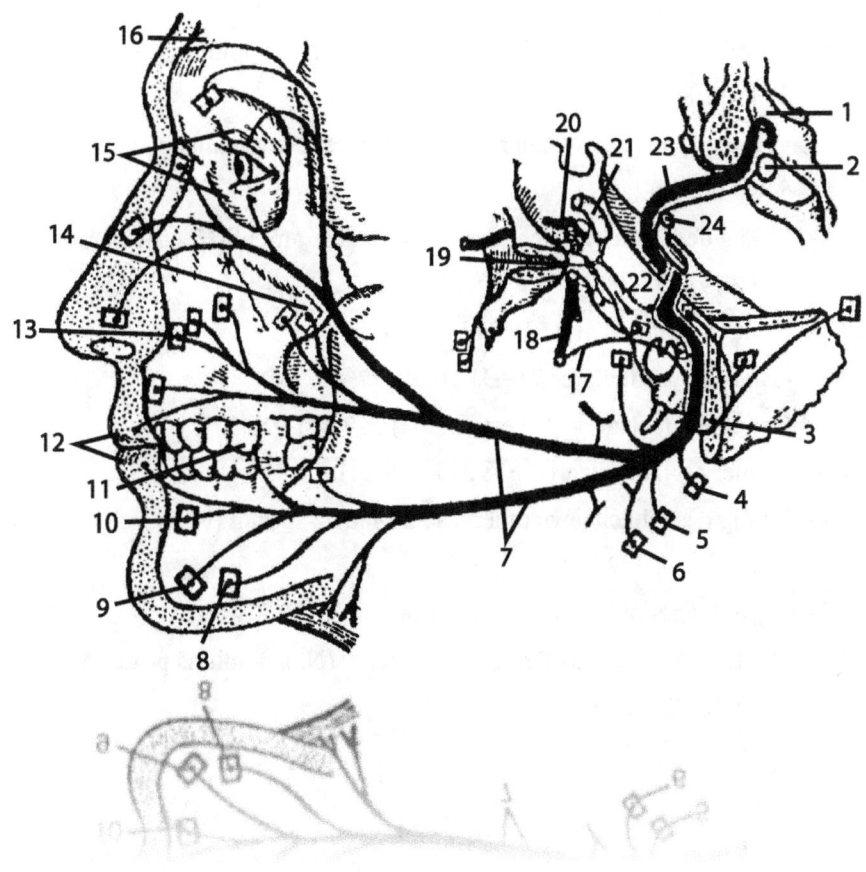

Abb. 33. Hör- und Gleichgewichtnerv 219 314 218 712:
(N. vestibulocochlearis)

1 — canalis semicirularis (Bogengänge) 841 918 219 312

2 — lateraler Strang des Gleichgewichtsnerves (N. ampullaris lateralis) 519 471 898 371

3 — vorderer Strang des Gleichgewichtsnerves (N. ampullaris anterior) 548 317 918 221

4 — Strang des Gleichgewichtnerves zu Macula utriculi(N. utricularis) 519 328 499 228

5 — N. utriculoampullaris 514 312 814 882

6 — Ganglion vestibulares 719 317 919 817

7 — Gelichgewichtsnerv (N.vestibularis) 519 481 919 371

8 — Hörnerv (N. cochlearis) 518 317 918 221

9 — Strang des Gleichgewichtnerves zu Macula sacculi (N. sacculis) 518 472 918 222

10 — Spiralganglion (Ganglion cochleare) 914 712 814 212

11 — hinterer Strang des Gleichgewichtnervs (N. ampullaris posterior) 219 473 218 223

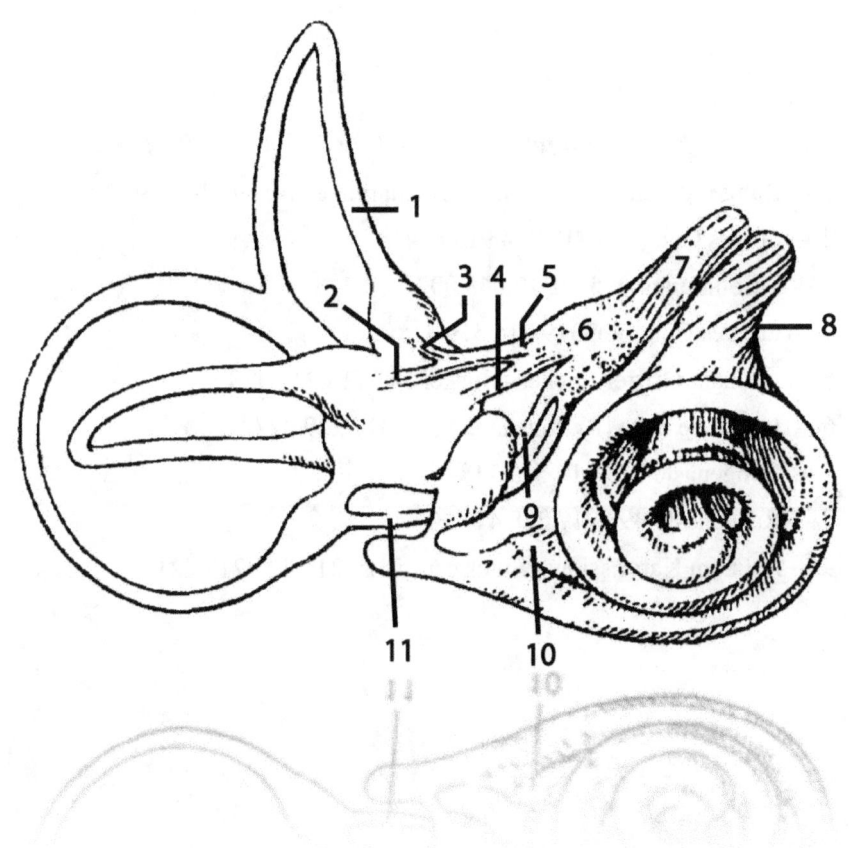

Abb. 34. Zungen-Rachen-Nerv 519 514 319 814:

1 — Zungen-Rachen-Nerv (N. glossopharyngeus) 519 514 319 814

2 — oberes Ganglion 319 814 919 814

3 — Verbindungsast 519 317 068 007

4 — unteres Ganglion 319 216 519 428

5 — Ast zum Griffel-Rachen-Muskel 542 718 212 328

6 — tonsillare Äste (Rr. tonsilares) 549 317 229 327

7 — Zungenäste 819 418 519 718

8 — Rachenäste 498 217 228 417

9 — Ast zum Karotissinus (Sinus caroticus) 319 421 219 221

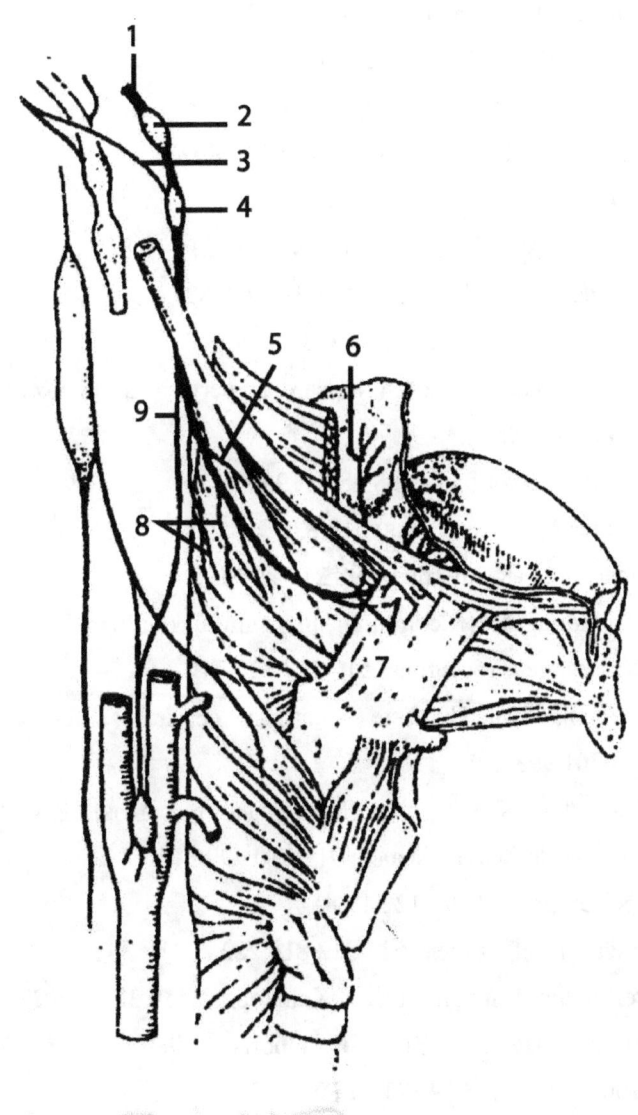

Abb. 35. Vagusnerv 489 981 728 221:

1 — Vagusnerv (N. vagus) 489 981 728 221

2 — oberes Ganglion 214 312 218 712

3 — unteres Ganglion 319 216 519 428

4 — Hirnhautast (R. meningeus) 514 317 814 227

5 — Ohrast (R. auricularis) 519 318 919 287

6 — Verbindungsast (R. communicans) 519 321 919 811

7 — Rachenäste (Rr. pharyngei) 498 217 998 897

8 — Rachengeflecht 519 315 919 885

9 — obere zervikale Herzäste (Nn. cardiaci cervicales superiores) 498 712 319 882

10 — oberer Kehlkopfnerv 498 882 319 982

11 — äußerer Ast (R. externus) 519 831 918 281

12 — innerer Ast (R. internus) 498 215 298 195

13 — Verbindungsast (R.communicans) zum rückläufigen Kehlkopfnerv (N. laryngeus reccurens) 514 312 814 712

14 — untere zervikale Herzäste (Nn.cardiaci cervicales inferiores) 498 761 998 251

15 — rückläufiger Kehlkopfnerv (N. laryngeus reccurens) 518 472 888 912

16 — Rachenäste (Rr. tracheales) 919 810 499 310

17 — Speiserohräste 519 512 319 812

18 — unterer Kehlkopfnerv 514 312 814 222

19 — Verbindungsast zum inneren Kehlkopfast 519 321 718 221

20 — thorakale Herzäste (Rr. cardiaci thoracici) 989 312 918 212

21 — bronchiale Äste 619 321 819 221

22 — Lungengeflecht 428 317 888 917

23 — Speiserohrgeflecht 219 317 819 227

24 — vorderer Strang des N. vagus 214 217 914 817

25 — hinterer Strang des N. vagus 219 317 219 228

26 — vordere Magenäste (Rr. gastrici anteriores) 289 317 299 277

27 — hintere Magenäste (Rr. gastrici posteriores) 298 312 678 212

28 — Leberäste 214 213 219 312

29 — mesenteriale Äste 298 012 718 202

30 — Nierenäste 219 317 209 717

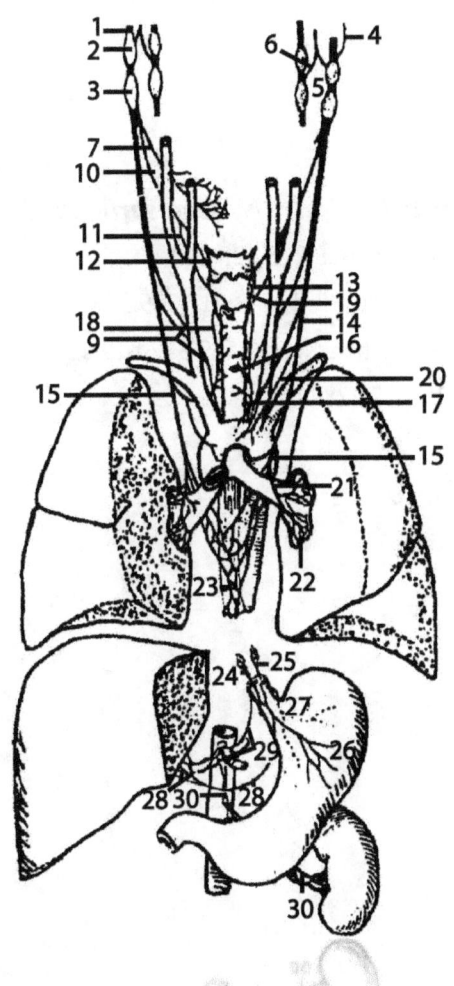

Abb. 36. Zusätzlicher Nerv (N. accessorius) 519 312 819 222:
1 — Rückenmarkswurzel 428 713 228 213
2 — Schädelwurzel (Vagus-Teil) 548 217 319 227
3 — Strang des zusätzlichen Nerves 519 312 819 222
4 — innerer Ast 219 317 228 067
5 — äußerer Ast 519 387 219 277
6 — Muskeläste 214 312 814 282

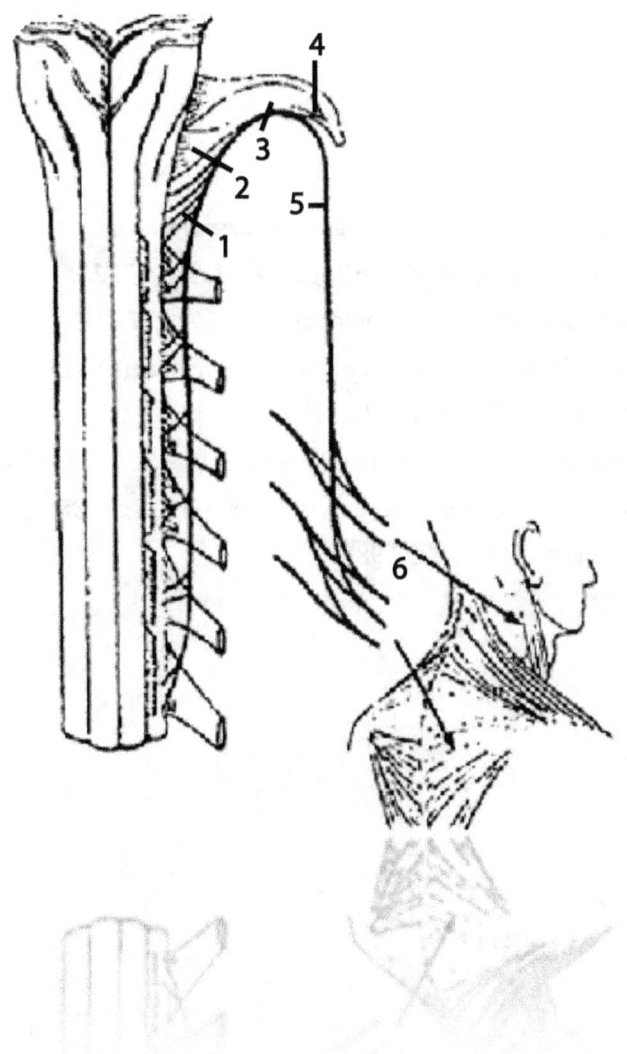

*Abb. 37. Unterzungennerv und
Halsnervenschlinge 214 332 817 728:*
1 — Unterzungennerv (N. hypoglossus) 214 392 817 721
2 — thyroidaler und Unterzungenast (R. thyrohyoideus) 519 513 419 213
3 — vordere Wurzel 519 317 819 228
4 — hintere Wurzel 409 272 819 322
5 — Halsnervenschlinge (Ansa cervicalis) 841 332 817 798
6 — Zungenäste 548 317 228 987

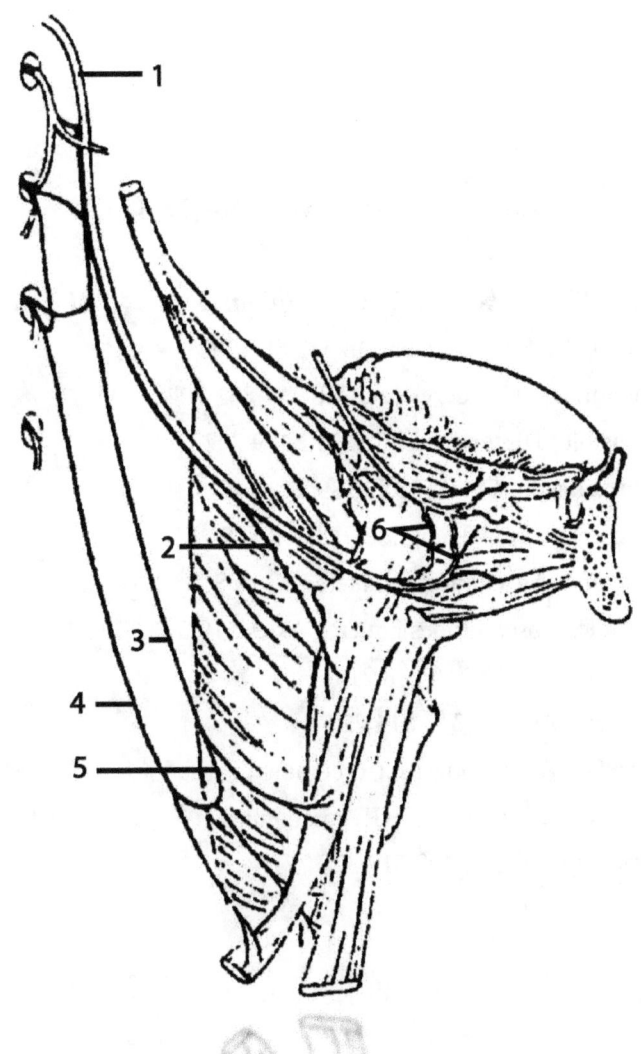

Rückenmarksnerven 248 312 888 202

Abb. 38. Rückenmarksnerv (Spinalnerv) 248 312 888 202:

1 — Strang des Spinalnerves 848 312 888 202

2 — (motorische) Vorderwurzel 248 317 881 204

3 — (sensible) Hinterwurzel 512 312 489 202

4 — Wurzelfasern 514 327 988 189

5 — (sensibles) Spinalganglion 918 312 889 202

6 — medianer Abschnitt des hinteren Astes 819 317 228 227

7 — lateraler Abschnitt des hinteren Astes 519 312 819 272

8 — hinterer Ast 548 715 888 215

9 — vorderer Ast 514 317 814 227

10 — weißer Verbindungsast (R. communicans albus) 518 714 318 214

11 — grauer Verbindungsast (R. communicans grisea) 229 829 318 912

12 — meningealer Ast 498 517 328 777

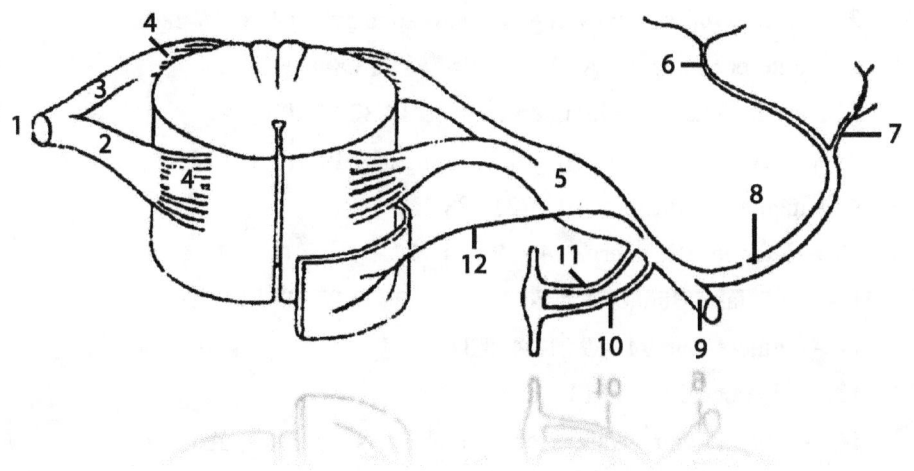

Abb. 39. Armgeflecht (Plexus brachialis) 312 314 512 214:
1 — Zwerchfellsnerv (N. phrenicus) 519 378 219 888
2 — hinterer Schulterblattnerv (N. dorsalis scapulae) 888 888 919 017
3 — oberer Strang des Armgeflechts 428 217 228 277
4 — mittlerer Strang des Armgeflechts 514 312 814 222
5 — Unterschlüsselbeinstrang (Truncus subclavius) 498 217 289 277
6 — unterer Strang des Armgeflechts 748 213 888 213
7 — zusätzliche Zwerchfellnerven 067 214 327 224
8 — langer Brustnerv (N. thoracicus longus) 519 312 819 222
9 — medianer Brustnerv 418 722 888 222
10 — lateraler Brustnerv 214 317 914 777
11 — mediales Bündel (Fasciculus medialis) 819 312 819 314
12 — hintererBündel 889 212 478 312
13 — lateraler Bündel 514 312 889 212
14 — Obergrätenmuskel versorgener Nerv (N. suprascapularis) 418 319 218 912

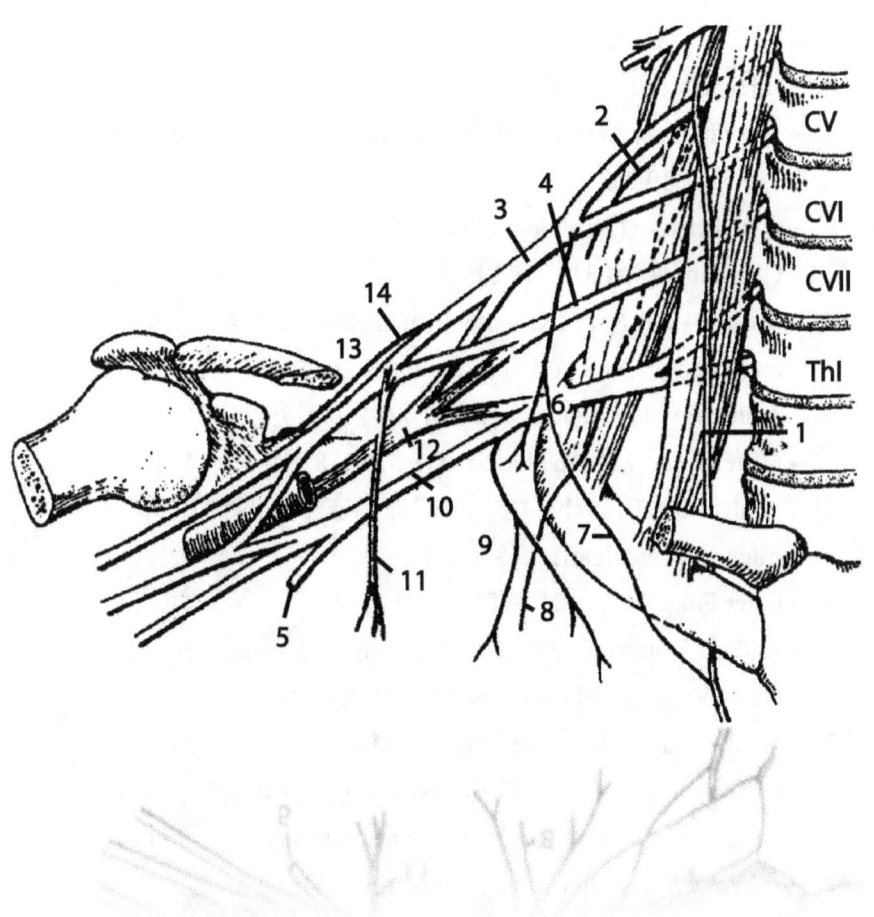

Abb. 40. Oberarm-, Unterarm- und Handnerven 412 818 219 314:
A — Schulternerven 514 312 814 212:
1 — innenseitiger Hautnerv des Oberarms(N. cutaneus brachii medialis) sowie innenseitiger Hautnerv des Unterarms (N. cutaneus antebrachii medialis) 428 312 518 212
2 — Mittelarmnerv (N. medianus) 498 717 818 217
3 — Oberarm-Arterie 514 312 814 212
4 — Ellennerv (N. ulnaris) 319 817 919 016
5 — zweiköpgiger Armmuskel (biceps brachialis) (distales Ende) 519 312 819 222
6 — Speichennerv (N. radialis) 514 317 814 212
7 — Oberarmmuskel 319 717 819 317
8 — Muskel-Haut-Nerv (N. musculocutaneus) 512 314 212 814
9 — zweiköpfiger Armmuskel (proximales Ende) 514 217 914 317
B — Unterarm- und Handnerven 218 001 209 317:
1 — Mittelarmnerv (N. medianus) 518 519 318 219
2 — runder Einwärtsdreher (M. pronator teres) 214 888 219 317
3 — Ellennerv (N. ulnaris) 218 312 418 222
4 — tiefer Fingerbeuger 213 814 818 217
5 — vorderer Zwischenknochennerv (N. interosseus anterior) 548 312 819 272
6 — dorsaler Ast des Ellennerves 428 577 928 227
7 — tiefer Ast des Ellennerves 458 317 218 757
8 — oberflächlicher Ast des Ellennerves 419 312 819 422
9 — Viereckiger Einwärtsdreher (M. pronator quadratus) 428 317 228 917
10 — oberflächlicher Ast des Speichennerves 548 217 328 227
11 — Oberarmspeichmuskel (M. brachioradialis) 429 318 229 718
12 — Speichennerv (N. radialis) 514 321 558 221

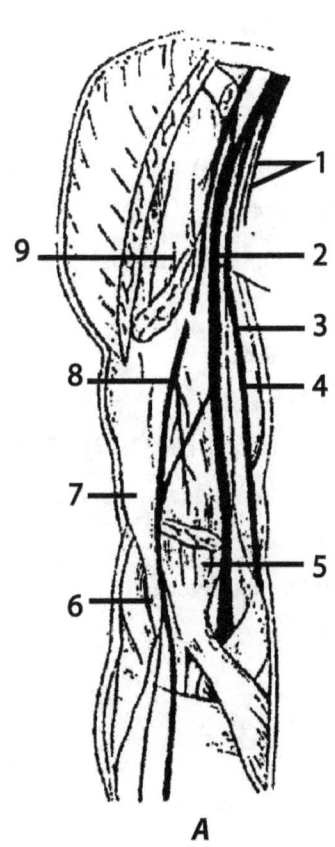
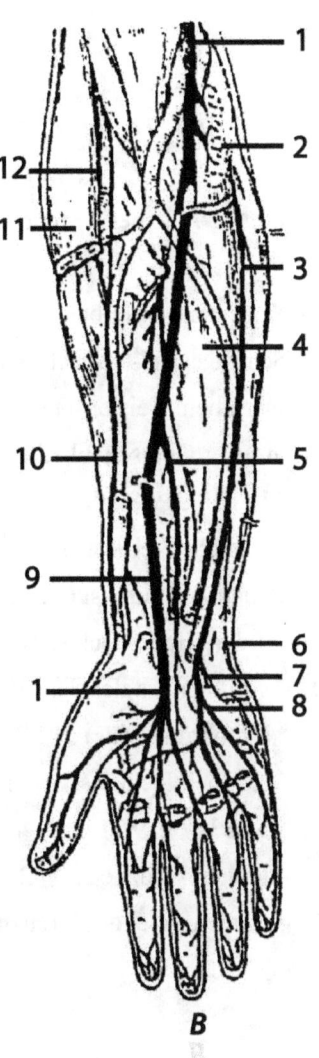

Abb. 41. Lendenkreuzgeflecht 214 712 814 328:
(lumbosacrales Geflecht)

1 — hintere Äste der Lendennerven 418 712 818 322

2 — vordere Äste der Lendennerven 514 372 814 222

3 — Darmbein-Unterbauch-Nerv (N. iliohypogastricus) 514 371 814 211

4 — Schamgegend-Oberschenkel-Nerv (N. genitofemoralis) 518 317 989 316

5 — Darmbein-Leisten-Nerv (N. ilioinguinalis) 514 317 814 217

6 — äußerer Oberschenkelhautnerv (N. cutaneus femoris lateralis) 519 618 919 818

7 — Oberschenkel-Ast (R. femoralis) 514 317 814 818

8 — Schamgegend-Ast (R. genitalis) 528 712 328 912

9 — vordere Hodensacknerven (Nn. scrotales anteriores) 428 319 718 219

10 — vorderer Ast des den Hüftbeinlochmuskel versorgenden Nerves (N. obturatorius) 514 718 219 317

11 — Hüftbeinlochmuskel versorgender Nerv (N. obturatorius) 589 317 919 217

12 — Lendenkreuzgeflecht 214 712 814 328

13 — vordere Äste des Kreuzgeflechtes 548 312 219 228

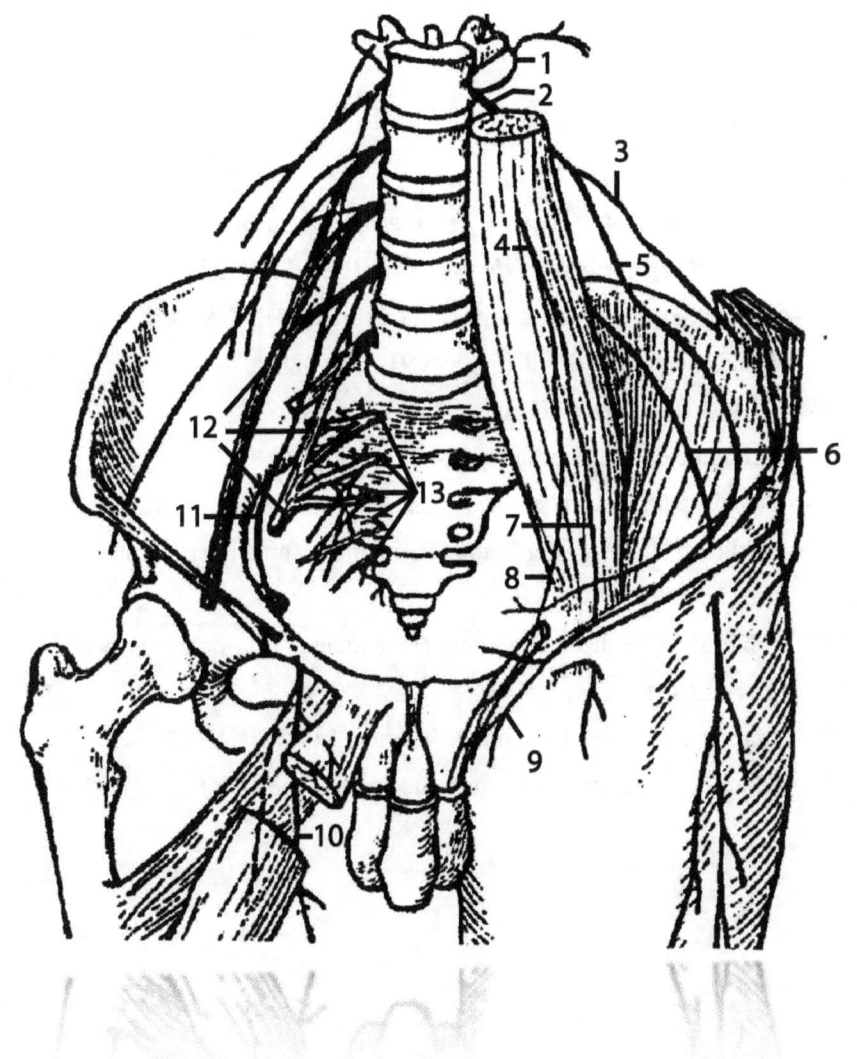

Abb. 42. Nerven des Gesäßes und hinterer Oberfläche des Oberschenkels 214 718 219 312:

1 — oberer Gesäßnerv (N. gluteus superior) 419 715 819 215

2 — Ischiasnerv (N. ischiadicus) 898 919 719 828

3,4 — Muskeläste des Ischiasnerves 214 312 814 712

5 — Schienbeinnerv(N. tibialis) 518 714 818 914

6 — gemeinsamer Wadenbeinnerv (N. fibularis communis) 498 217 998 717

7 — seitlicher Hautnerv der Wade (N. cutaneus surae lateralis) 492 517 212 817

8 — hinterer Oberschenkelhautnerv (N. cutaneus femoris posterior) 514 317 218 277

9 — unterer Gesäßnerv (N. gluteus inferior) 819 215 518 225

10 — Fußrückenhautnerv (N. cutaneus dorsalis medialis) 514 312 814 872

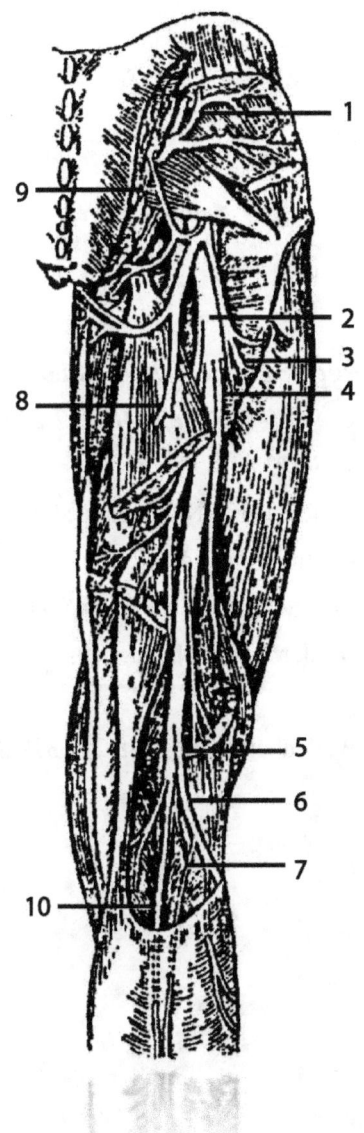

Puc 43. Unterschenkelnerven
(hintere Oberfläche) 548 217 218 887:

1 — Ischiasnerv 513 418 213 918
2 — gemeinsamer Wadenbeinnerv (N. fibularis communis) 514 312 814 522
3 — Schienbeinnerv (N. tibialis) 514 812 919 222
4, 7, 8 — Muskeläste des Schienbeinnerves 548 714 818 214
5 — seitlicher Hautnerv der Wade (N. cutaneus surae lateralis) 498 217 318 717
6 — Muskeläste des Wadenbeinnerves 548 219 319 878

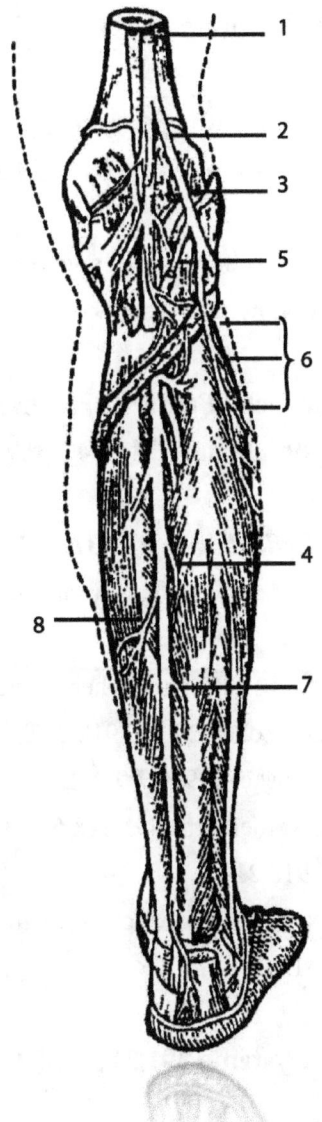

Das vegetative (autonome) Nervensystem 514 312 819 981

Sympatischer Teil des vegetativen (autonomen) Nervensystems 891 418 318 888

Parasympatischer Teil des vegetativen (autonomen) Nervensystems 418 217 318 918

Zytoarchitektonische Felder (Brodmann-Areale) der Großhirnrinde 219 047 819 215

Abb. 44. Reflexbogen 219 317 819 892:

1 — Nervenendigungen des sensorischen Neurons in der Haut 428 317 918 217
2 — peripherer Fortsatz (Axon) des sensorischen Neurons 519 317 919 817
3 — Neurit der motorischen Zelle 428 312 918 212
4 — Nervenendigung im Muskel 519 317 918 287
5 — motorische Zelle des Vorderhorns 491 218 519 328
6 — Interneuron 428 317 918 219
7 — zentraler Fortsatz (Axon) des sensorischen Neurons 512 216 219 327
8 — Spinalganglion 428 312 219 217

Signalsysteme 891 312 918 412

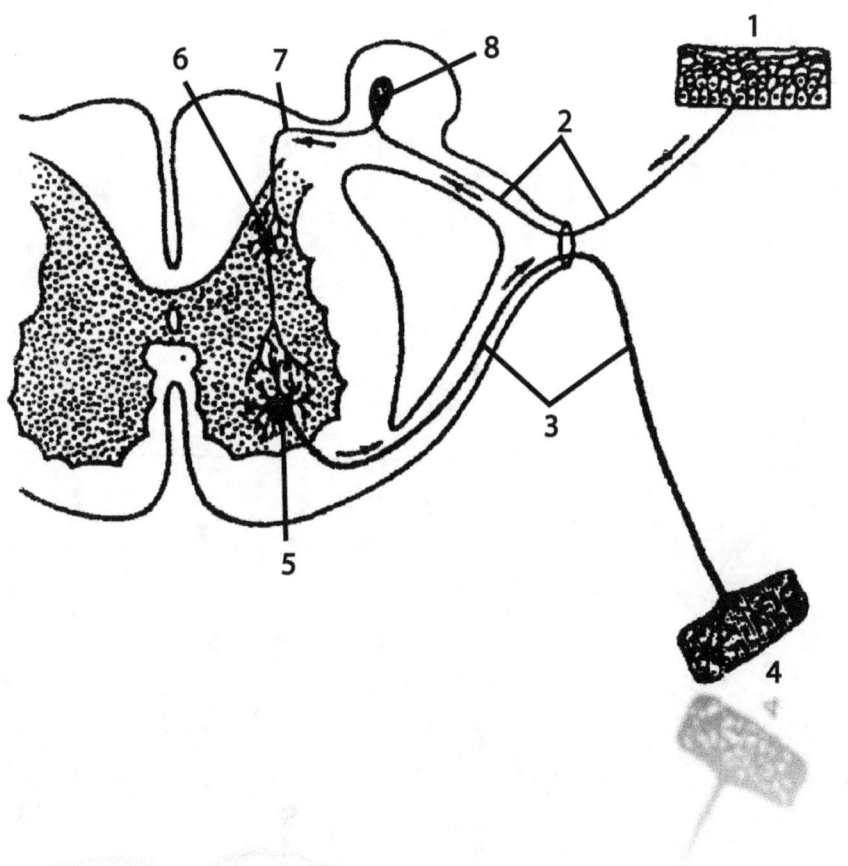

© Г. П. Грабовой 2002

SINNESORGANE 214 712 514 312

Sehorgan 219 317 989 312

Abb. 45. Auge 514 317 814 917:

1 — Lederhaut (Sclera) 928 317 818 917
2 — Aderhaut 218 712 819 312
3 — Netzhaut 319 218 918 217
4 — Sehgrube (fovea centralis) 514 312 814 212
5 — blinder Fleck 489 000 909 216
6 — Sehnerv 487 321 481 519
7 — Bindehaut (Conjunctiva) 528 317 312 819
8 — Ziliarkörper 898 312 519 482
9 — Hornhaut 489 317 219 217
10 — Pupille 489 319 218 213
11, 18 — optische Axe 519 317 419 817
12 — vordere Augenkammer 428 312 818 212
13 — Linse 519 321 819 221
14 — Regenbogenhaut 428 218 318 219
15 — hintere Augenkammer 489 312 918 216
16 — Wimpernmuskel (M. ciliares) 219 312 719 312
17 — Glaskörper 519 322 819 212

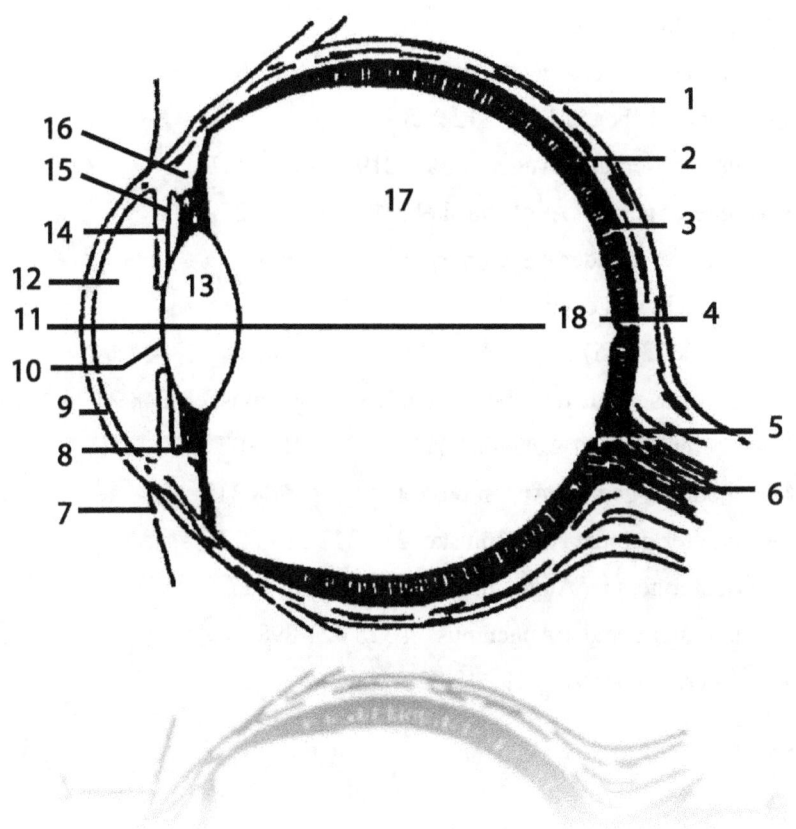

© Г. П. Грабовой 2002

Begleitende Strukturen des Auges 219 899 319 214

Abb. 46. Augapfelmuskel 512 901 318 201:

A — laterale Ansicht:

1 — oberer gerader Agenmuskel 219 317 218 227

2 — Oberlidheber 512 419 312 228

3 — unterer schräger Augenmuskel 219 317 819 227

4 — unterer gerader Augenmuskel 219 317 219 827

5 — lateraler gerader Augenmuskel 328 421 898 712

B — Ansicht von oben:

1 — Block 229 457 298 788

2 — Sehnenscheide des oberen schrägen Augenmuskels 248 272 458 299

3 — oberer schräger Augenmuskel 219 312 919 802

4 — medialer gerader Augenmuskel 898 782 988 312

5 — unterer gerader Augenmuskel 219 317 219 827

6 — oberer gerader Augenmuskel 219 317 218 227

7 — lateraler gerader Augenmuskel 328 421 898 712

8 — Oberlidheber 512 419 312 228

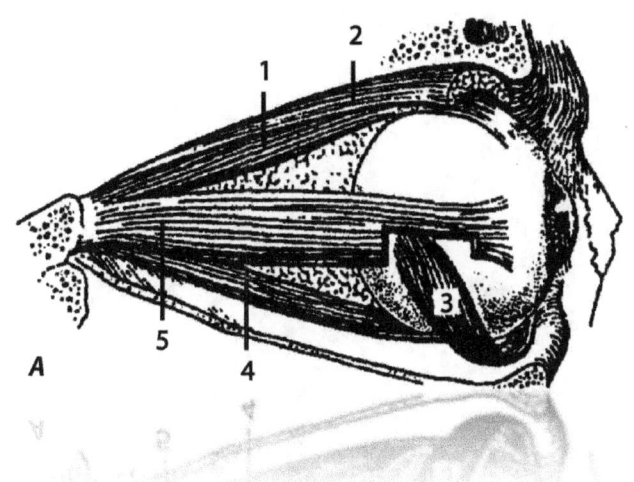

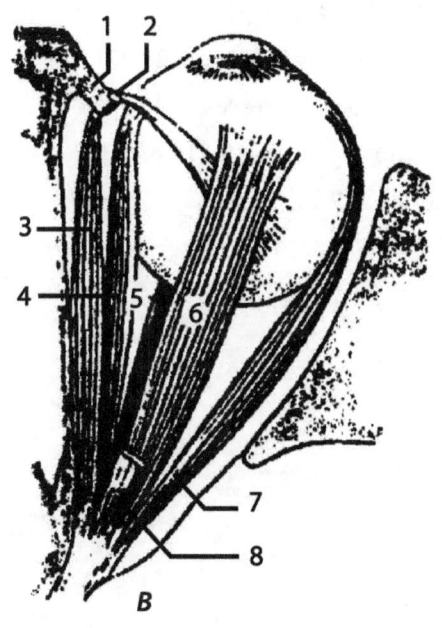

Abb. 47. Optischer Analysator 219 318 719 817:
1 — Netzhaut 319 218 918 217
2 — ungekreuzte Fasern des Sehnerves 214 317 819 007
3 — gekreuzte Fasern des Sehnerves 719 300 800 111
4 — Sehbahn (Tractus opticus) 419 916 819 317
5 — visueller Kortex 519 312 819 227

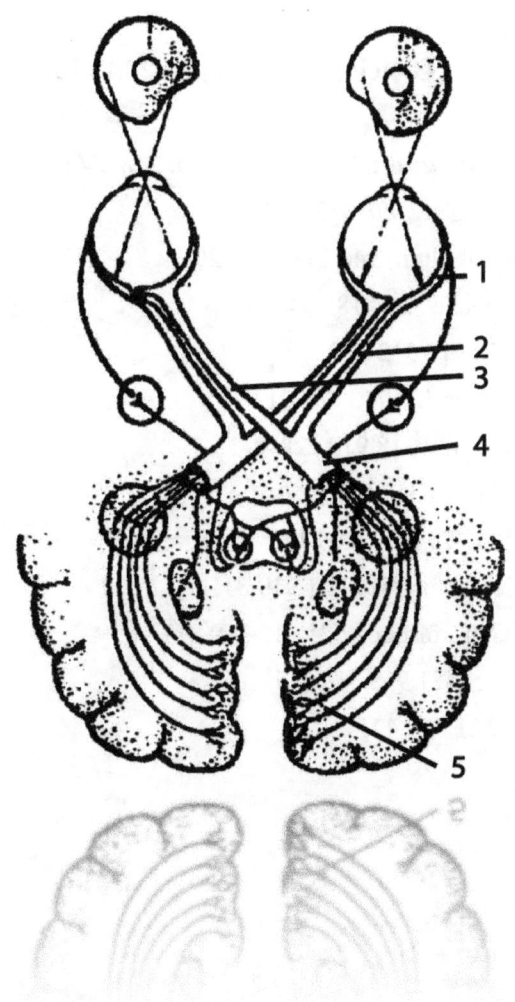

Hör- und Gleichgewichtsorgan 248 712 318 222

Abb. 48. Hör- und Gleichgewichtsorgan 248 712 318 222:
1 — oberer Bogengang 498 312 818 221
2 — Vorhof (Vestibulum) 948 218 298 820
3 — Gehörsschnecke 321 018 204 516
4 — Hörnerv 458 912 312 819
5 — Halsschlagader 428 713 828 213
6 — Ohrtrompete 429 318 919 228
7 — Paukenhölle 519 317 919 827
8 — Trommelfell 429 317 229 817
9 — äußerer Gehörgang 519 421 919 811
10 — äußerer Gehöröffnung 521 917 319 817
11 — Ohrmuschel 421 918 518 717
12 — Hammer 521 328 421 891

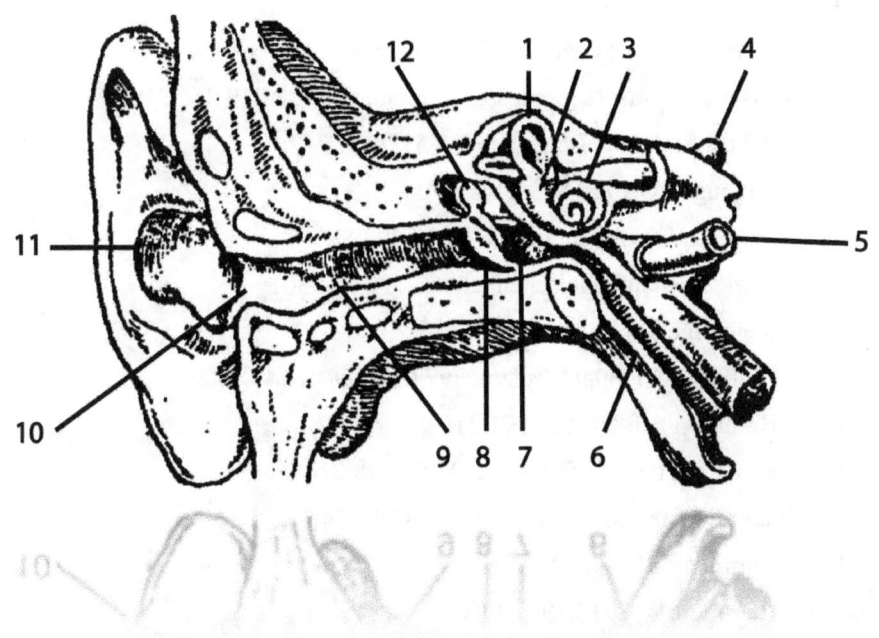

Abb. 49. Gehörknöchelchen 428 317 218 227:

1 — Hammer-Amboss-Gelenk 214 312 914 212

2 — kurzer Amboss-Schenkel 512 612 218 377

3 — Ambosskörper 889 891 892 712

4 — Amboss 521 488 711 918

5 — langer Amboss-Schenkel 548 712 528 312

6 — Linsenbeinfortsatz (processus lenticularis) 528 219 312 219

7 — hinterer Steigbügelschenkel 428 517 928 717

8 — Steigbügel 498 714 889 216

9 — Fußplatte des Steigbügels 378 819 498 881

10 — vorderer Steigbügelschenkel 488 711 294 301

11 — Steigbügelkopf 481 499 816 701

12 — Amboss-Steigbügel-Gelenk 797 014 398 481

13 — Hammergriff 878 421 891 216

14 — vorderer Hammerfortsatz 219 054 398 716

15 — lateraler Hammerfortsatz 481 898 714 849

16 — Hammer 521 328 421 891

17 — Hammerhals 891 219 311 919

18 — Hammerkopf 214 312 814 918

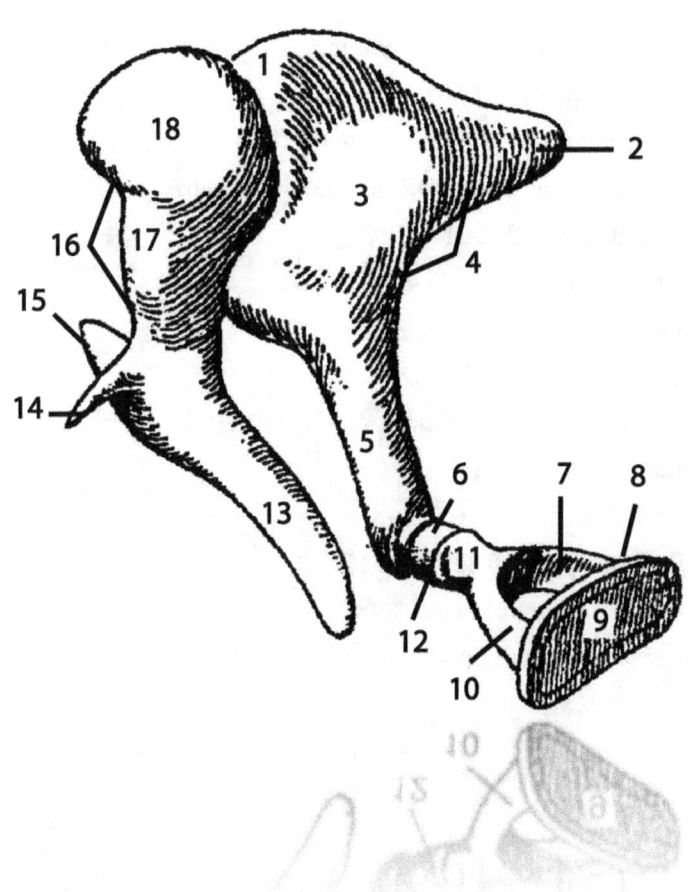

Abb. 50. Schneckengang (Querschnitt):

1 — Vorhoftreppe 219 317 918 516

2 — Vorhofmembran des Schneckengangs 214 712 814 312

3 — Deckmembran (membrana tectoria) 498 516 679 210

4 — Schneckengang 312 814 219 322

5 — Hörzellen mit Zilien 512 418 622 898

6 — Stützzellen (Deiters-Zellen) 548 312 988 822

7 — Spiralband 528 318 618 227

8 — knöcherner Kanal der Schnecke 428 219 319 891

9 — Stützzelle 219 214 319 814

10 — Corti-Zellen 214 316 719 816

11 — Paukentreppe 918 421 519 317

12 — Basilarmembran 514 321 898 218

13 — Nervenzellen des Spiralganglions 428 317 428 527

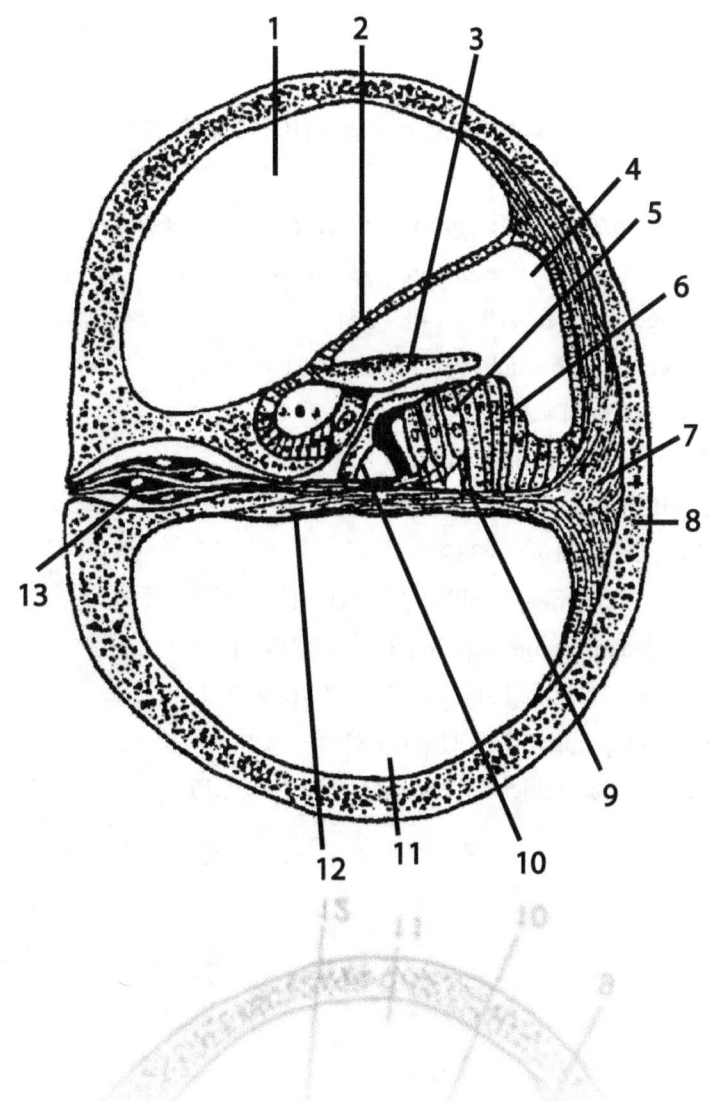

Geschmacksorgan 419 317 819 227

Abb. 51. Zungenpapillen. Geschmacksfelder der Zunge 419 381 489 294:

A — Zungenpapillen 419 381 489 294

a — allgemeine Übersicht 914 819 319 821

b — Pilzpapille 314 218 914 888

c — fadenförmige Papille 514 317 814 217

d — blattförmige Papille 428 312 818 212

e — Wallpapille 219 214 319 814

    (1 — pilzförmige Papillen 314 218 914 888

    2 — fadenförmige Papillen 514 317 814 217

    3 — blattförmige Papillen 428 312 818 212

    4 —Wallpapillen 219 214 319 814)

B — Geschmacksfelder der Zunge 419 317 819 217

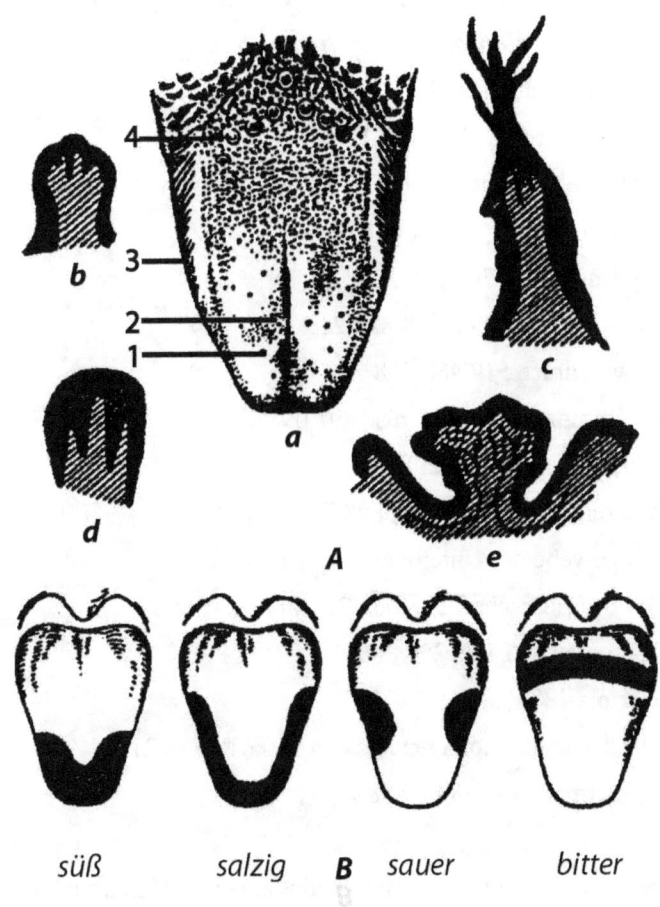

süß salzig **B** sauer bitter

Geruchsorgan 914 782 214 389

Haut 519 606 901 319

Abb. 52. Haut des Menschen: (A — Querschnitt; B — sichtbare Strukturen) 519 606 901 319:

1 — Körnerzellschicht 514 317 814 297

2 — Hornschicht 548 671 918 311

3 — Stachelzellschicht 914 917 414 897

4 — Haarfollikel 314 912 814 889

5 — Talgdrüsen 498 791 229 321

6 — sekretorische Zellen 519 818 229 398

7 — Schweißdrüse 519 488 598 719

8 — Ausführungsgang der Drüse 891 098 789 016

9 — Haarpapille 918 781 298 391

10 — Fettzellen der Unterhaut 898 712 918 312

11 — Fettgewebe der Unterhaut 519 861 719 211

12 — Teil der Haarschaft 598 061 214 711

13 — Blutgefäß 217 918 294 888

14 — Dermis 498 718 519 317

15 — elastische und kollagene Fasern 519 618 718 215

16 — Epidermis 598 718 889 888

Die Konzentrationen auf der Haut befindlichen Zahlen aktivieren die Wiederherstellung der Materie von Organen in der Zusammenwirkung mit dem ganzen Organismus. Die Abgrenzung des inneren Raums des Organismus vom äußeren Raum durch die Haut erlaubt es durch die Konzentrationen auf der Haut befindlichen Zahlen Ereignisse in Bezug auf den Organismus sowie äußere Ereignisse umfassender zu steuern, als es durch die Konzentrationen auf eine andere Materie der Fall ist. Man kann daher bei Steuerung der Ereignisse die Konzentrationen auf der Haut als beschleunigendes Element verwenden. Für den Organismus schädliche Mikro- und Makroelemente, einschließlich Infektionen und dergleichen, lassen sich schneller aus dem Organismus entfernen bzw. ermöglicht man es ihnen durch Konzentrationen auf der Haut befindlichen Zahlen gar nicht, dem Organismus Schaden anzurichten.

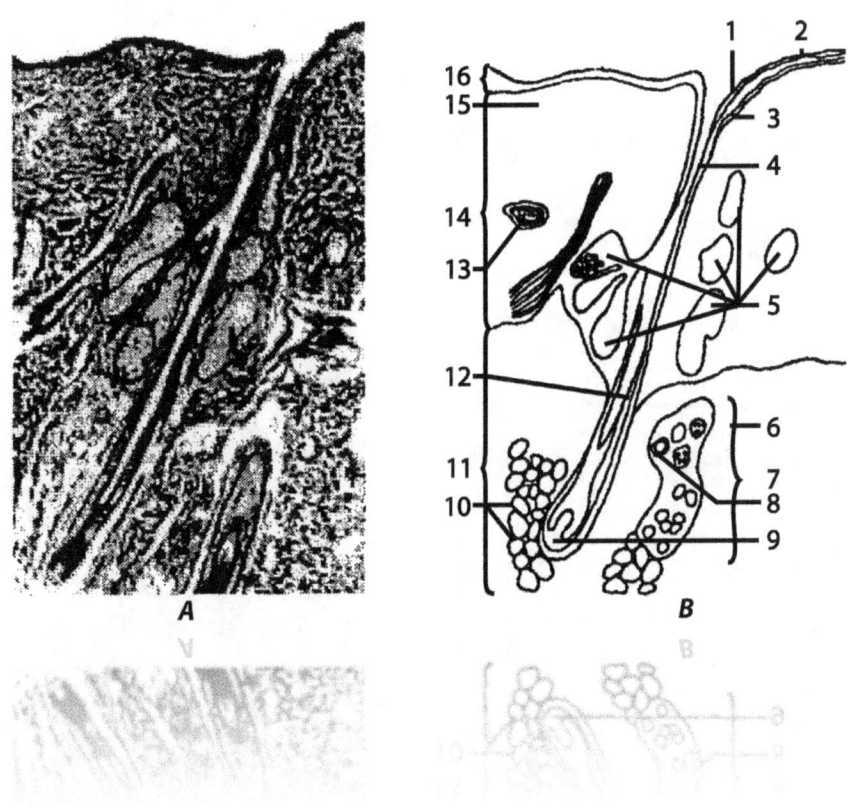

© Г. П. Грабовой 2002

KNOCHEN 214 318 214 818

KNOCHENVERBINDUNGEN 814 312 214 712

Abb. 53. Arten der Knochenverbindungen:

A — Gelenk 314 812 514 212

B — bindegewebige Knochenverbindungen 719 312 819 212

C — Synchondrosen (Knorpelhaften) 314 217 914 818

D — Symphyse 319 812 919 212

1 — Periost 514 312 814 712

2 — Knochen 418 517 918 217

3 — faseriges Bindegewebe 519 318 219 417

4 — Knorpel 314 217 914 819

5 — Membrana synoviales 214 317 914 817

6 — Membrana fibrosa 319 217 916 074

7 — Gelenkknorpel 314 217 914 914

8 — Gelenkspalt 312 817 918 217

9 — Spalt in der Schambeinfuge 514 318 217 218

10 — Schambeinfuge 219 312 219 212

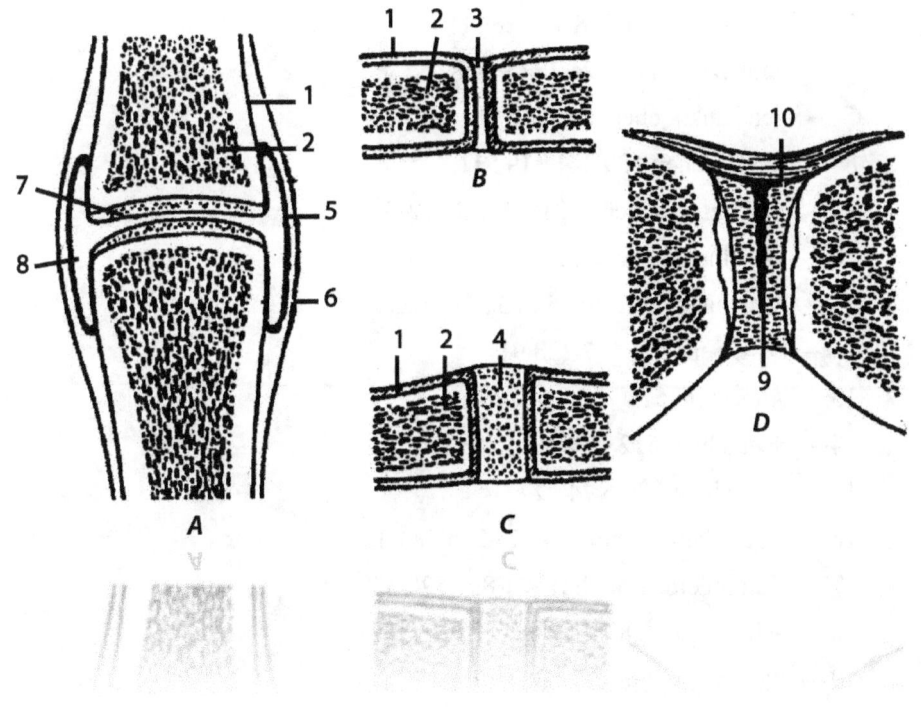

Skelett des Rumpfes 219 314 819 217

Abb. 54. Skelett des Menschen 219 317 918 428:

1 — Schädel 519 515 919 894
2 — Wirbelsäule 328 488 984 012
3 — Schlüsselbein 409 382 984 712
4 — Rippe 519 312 918 722
5 — Brustbeinkörper 518 417 289 897
6 — Schulterknochen 524 377 914 877
7 — Speichenknochen 529 321 919 742
8 — Ellenknochen 529 341 419 811
9 — Handwurzelknochen 318 712 918 212
10 — Mittelhandknochen 214 371 814 911
11 — Phalangen der Hand 548 317 918 217
12 — Darmbein 218 317 228 917
13 — Kreuzbein 514 716 814 226
14 — Schambein 512 478 212 238
15 — Sitzbein 498 216 748 227
16 — Oberschenkelknochen 918 275 784 325
17 — Kniescheibe (Patella) 421 891 529 328
18 — Schienbein 918 321 989 711
19 — Wadenbein 498 217 888 917
20 — Fußwurzelknochen 498 215 298 315
21 — Mittelfußknochen 494 216 894 317
22 — Zehenknochen 548 321 984 671

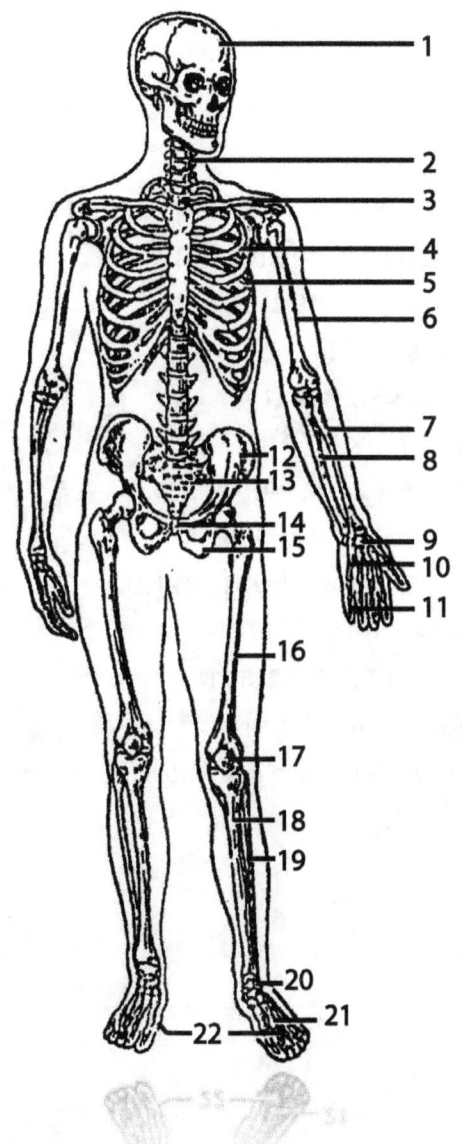

© Г. П. Грабовой 2002

125

Abb. 55. Halswirbel 219 213 319 721:

1 — oberer Gelenkfortsatz 519 317 819 217
2 — Wirbelbogen 519 312 919 212
3 — Wirbelloch 514 312 214 712
4 — Dornfortsatz 548 312 848 212
5 — Bogenplatte 517 218 317 918
6 — unterer Gelenkfortsatz 517 919 217 398
7 — hinterer Höcker 514 317 814 917
8 — Rinne für den Spinalnerv 219 317 819 218
9 — Querfortsatzloch 514 318 218 214
10 — vorderer Höcker 519 218 218 914
11 — Wirbelkörper 317 689 318 918
12 — hackenförmiger Vorsprung des Wirbelbogens (uncus corporis) 519 312 819 212
13 — Querfortsatz 514 312 814 912

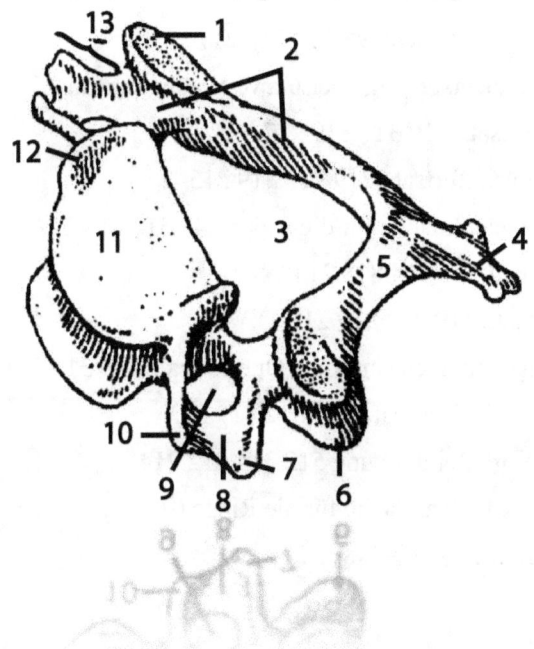

Abb. 56. Brustwirbel 219 214 319 814:

1 — Wirbelbogenfüßchen 498 317 218 217

2 — obere Wirbeleinkerbung (incisura vertebralis cranialis) 214 312 814 712

3, 7 — Querfortsatz 519 317 819 217

4 — oberer Gelenkfortsatz 219 715 319 215

5, 9 — obere Gelenkfläche für die Rippe 549 312 814 212

6 — Wirbelkanal 521 314 818 214

8 — Dornfortsatz 319 712 819 212

10 — Rippengelenkfläche auf dem Querfortsatz 821 319 921 819

11 — unterer Gelenkfortsatz 419 312 819 212

12 — untere Wirbeleinkerbung 512 314 812 214

13, 14 — untere Gelenkfläche für die Rippe 019 712 219 312

15 — Wirbelkörper 519 317 819 217

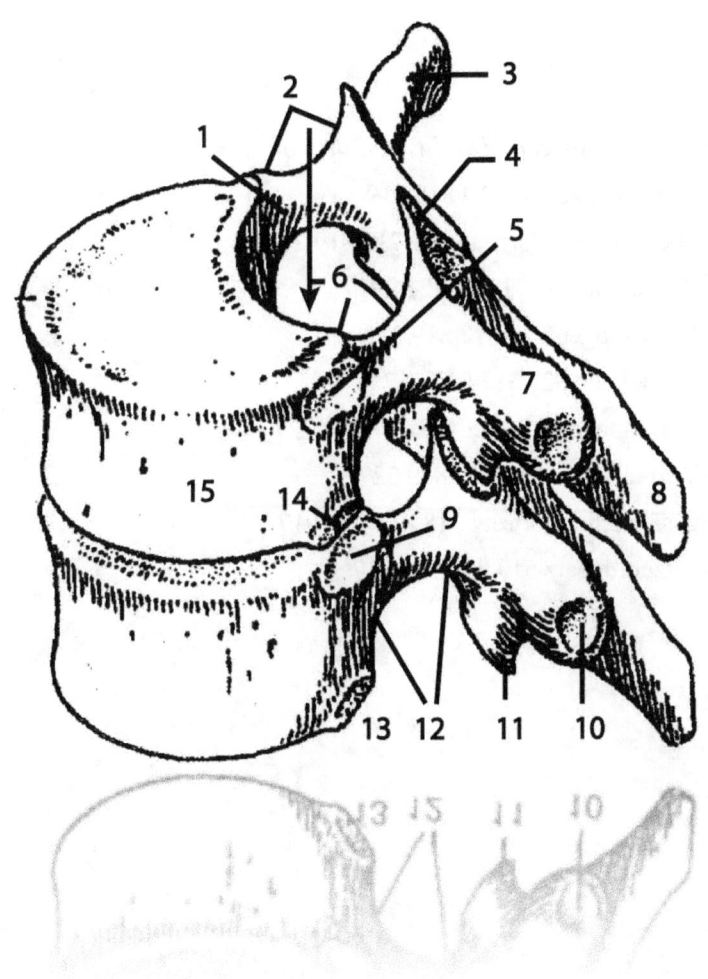

Abb. 57. Lendenwirbel (Ansicht von oben) 519 317 819 218:
1 — Dornfortsatz 513 219 813 919
2 — oberer Gelenkfortsatz 419 712 819 212
3 — Rippenfortsatz 317 814 214 917
4 — Wirbelbogen 519 312 819 212
5 — Wirbelloch 828 317 918 217
6 — Wirbelbogenfüßchen 498 317 218 227
7 — Wirbelkörper 519 317 819 227
8 — zusätzlicher Fortsatz 518 431 219 917
9 — Zitzenfortsatz 519 817 919 217

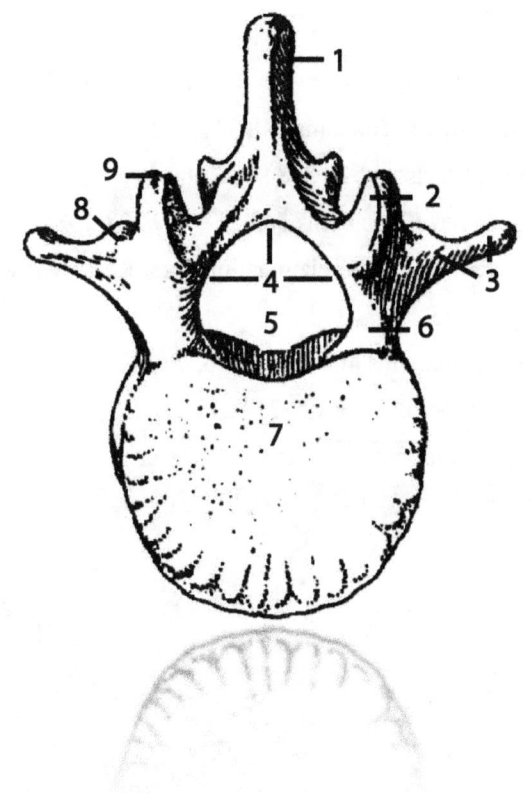

Abb. 58. Kreuzbein (vordere Ansicht) 548 312 218 312:
1 — obere Fläche des Kreuzbeins 548 317 218 227
2 — oberer Gelenkfortsatz 519 328 919 228
3 — Vorderfläche des Kreuzbeins 549 218 319 228
4 — querverlaufende Verschmelzungslinien der Kreuzbeinwirbelkörper 428 213 328 333
5 — Spitze des Kreuzbeins 408 217 229 327
6 — vordere Kreuzbeinlöcher 489 213 217 289
7 — Vorsprung (Promontorium) 428 327 828 227
8 — lateraler Abschnitt 319 712 919 212

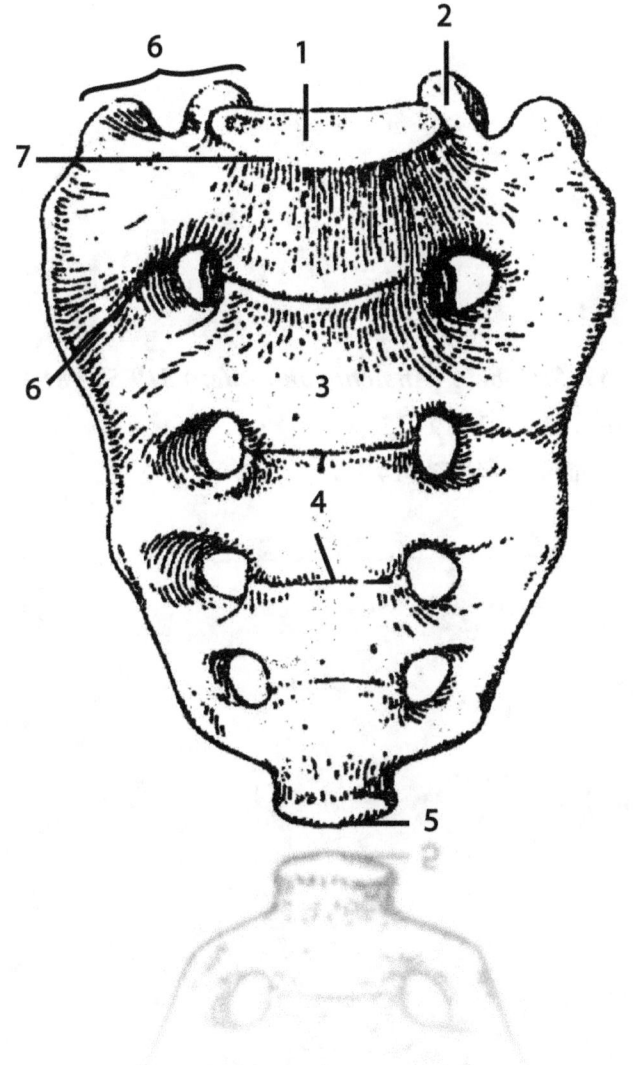

Abb. 59. Steißbein (Ansicht von hinten) 519 513 819 213:
1 — Steißbein 519 513 819 213
2 — Steißbeinhorn 514 717 814 317

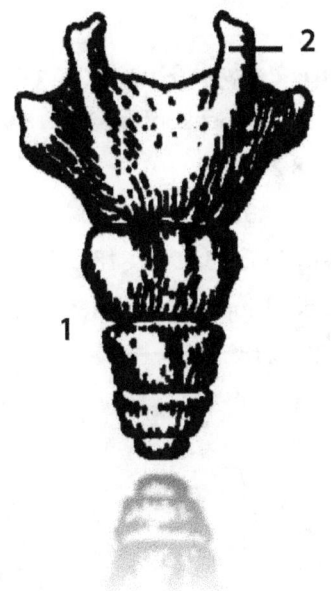

Abb. 60. Erste und zweite Rippe (Ansicht von oben) 214 712 814 312:
1 — Gelenkoberfläche des Rippenkopfes 512 318 912 218
2 — Rippenkopf 214 718 218 214
3 — Rippenhöckerchen 518 380 218 910
4 — Knochenschaft der Rippe 538 712 818 222
5 — Gelenkoberfläche des Rippenhöckerchens 419 710 819 210
6 — Rippenhalsa 498 217 218 317

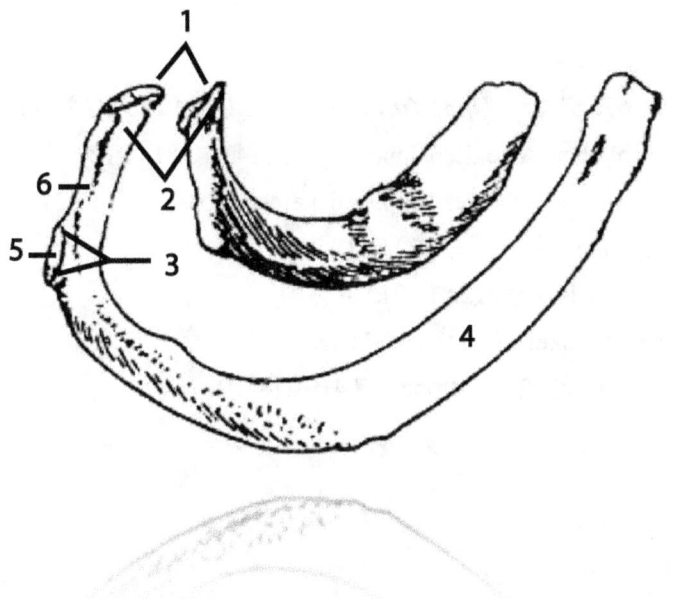

Abb. 61. Siebte Rippe (innere Oberfläche) 519 318 919 218:

1 — Gelenkoberfläche des Rippenkopfes 514 312 814 212
2 — Gelenkoberfläche des Rippenhöckerchens 519 317 819 217
3 — Rippenhöckerchen 518 714 318 214
4 — Rippenhals 419 712 819 212
5 — Rippenwinkel 219 718 218 312
6 — Knochenschaft der Rippe 217 419 218 219

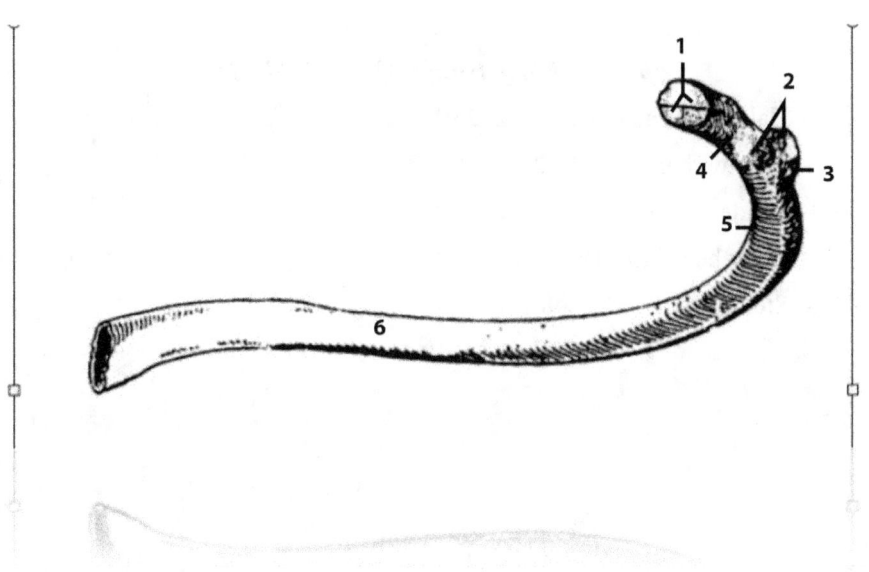

Abb. 62. Wirbelsäule 214 217 000 819:
1 — Halswirbelsäule 312 218 212 918
2 — Brustwirbelsäule 214 217 814 717
3 — Lendenwirbelsäule 498 217 218 227
4 — Kreuzbein 213 819 222 218
5 — Steißbein 218 312 248 228

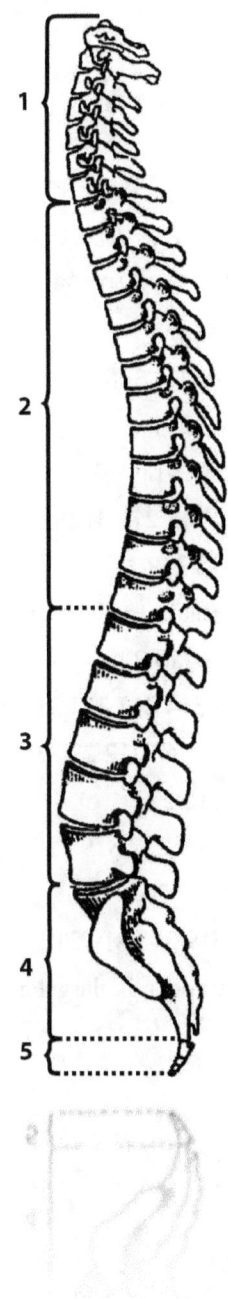

© Г. П. Грабовой 2002

141

Abb. 63. Skelett des Brustkorbes (vordere Ansicht) 248 668 712 298:

1 — obere Thoraxapertur 520 319 210 299

2 — Drosselgrube 548 717 818 997

3 — Rippen (1—12) 431 898 211 328

4 — erste Rippe 317 814 217 214

5, 16 — zweite Rippe 518 513 918 913

6 — Brustbeinhandgriff 819 312 219 312

7 — Brustbeinkörper 514 318 219 217

8 — Fuge zwischen Brustbeinkörper und Schwertfortsatz 512 318 918 212

9 — Schwertfortsatz 219 318 719 228

10 — freie Rippen (11—12) 514 217 214 317

11 — falsche Rippen (8—12) 548 212 228 312

12 — Brustwirbel 542 317 212 227

13 — untere Thoraxapertur 009 217 819 317

14 — Brustbein 514 317 814 817

15 — echte Rippen (1—7) 519 312 819 212

17 — Gelenkpfanne des Sternoclavikulargelenkes 312 814 212 418

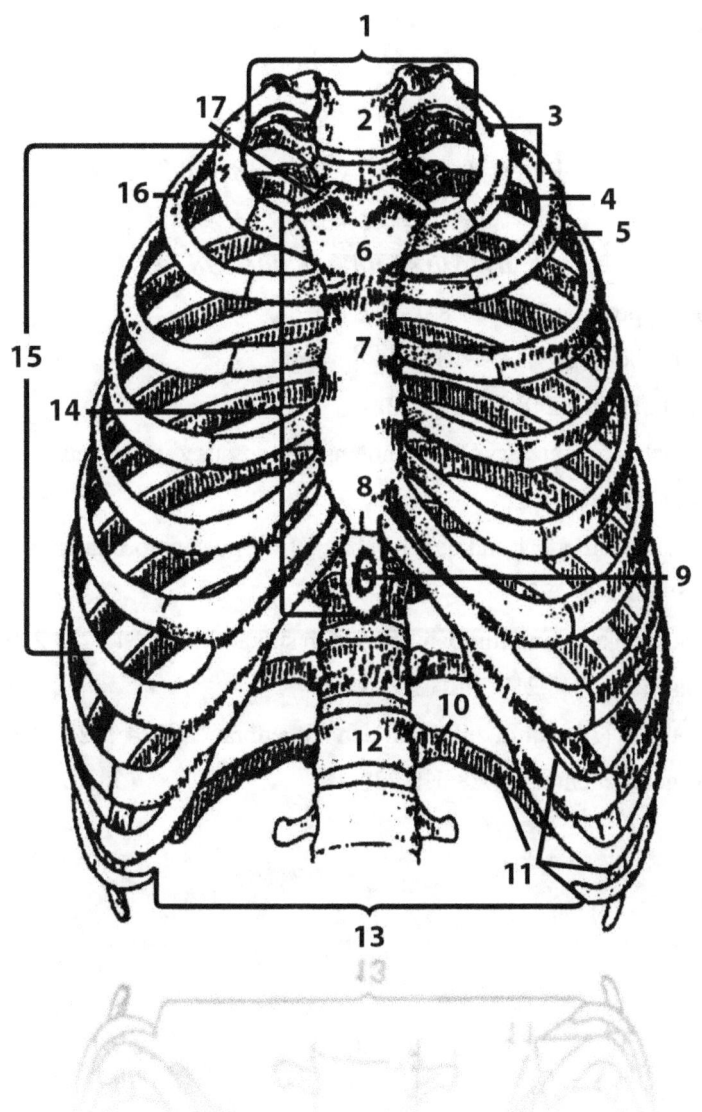

Skelett des Kopfes 231 138 918 212

Abb. 64. Stirnbein 248 003 398 213:

1 — Schuppennaht 214 317 818 217

2 — Stirnhöcker 219 317 818 227

3 — Schläfenlinie 248 312 298 222

4 — Knochenfortsatz des Schläfenbeins (Processus zygomaticus) 248 714 318 214

5 — unterer vorderer Rand des Stirnbeins (Margo supraorbitalis) 249 312 289 228

6 — Knochenkanal im Stirnbein (Foramen supraorbitale) 312 278 229 312

7 — Nasenbein 248 217 228 327

8 — Glabella (Abschnitt zwischen den Augenbrauen) 814 712 214 312

9 — Augenbrauenwulst 428 517 228 917

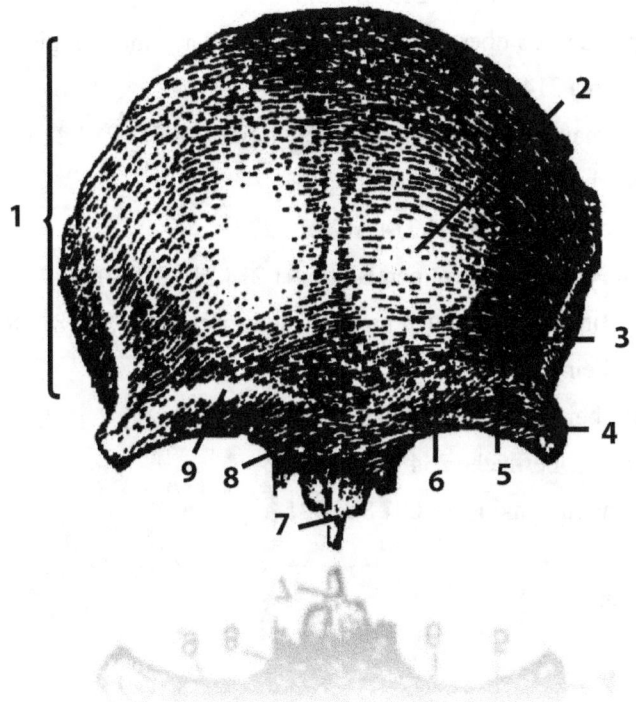

Abb. 65. Rechtes Scheitelbein (innere Oberfläche) 312 718 212 218:
1 — saggitaler Rand 428 713 228 213
2 — Scheitelbeinloch 312 219 218 271
3 — Rinne für den oberen intraduralen Blutleiter (Sinus saggitalis superior) 214 317 228 271
4 — Hinterhauptwinkel (Angulus occipitalis) 248 712 219 220
5 — Hinterhauptrand 319 714 219 514
6 — Warzenfortsatzwinkel 314 217 214 227
7 — Rinne für den S-förmigen Blutleiter 278 213 228 913
8 - 10 — Rinne der medialen meningealen Arterie 514 317 814 717
11 — Keilbeinwinkel 594 018 294 318
12 — Stirnbeinrand 519 312 819 212
13 — innere Oberfläche 234 712 814 212
14 — Stirnbeinwinkel 514 001 814 321

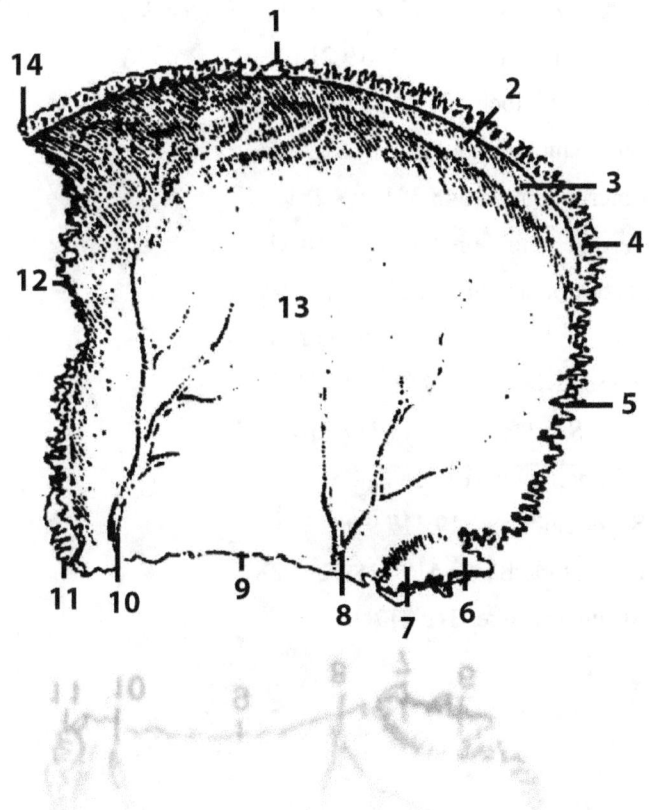

Abb. 66. Linkes Scheitelbein (innere Oberfläche) 326 718 216 718:
1 — saggitaler Rand 519 312 819 213
2 — Scheitelbeinloch 594 312 919 312
3 — Hinterhauptwinkel 528 317 818 227
4 — Hinterhauptrand 548 321 918 221
5 — obere Schläfenlinie 548 312 718 212
6 — Warzenfortsatzwinkel 319 217 819 227
7 — Rand der Schläfenbeinschuppe 298 714 888 914
8 — Keilbeinwinkel 548 712 219 312
9 — untere Schläfenlinie 548 317 818 717
10 — Stirnbeinrand 514 718 214 318
11 — Scheitelhöcker 219 317 918 227
12 — innere Oberfläche 519 318 719 288
13 — Stirnbeinwinkel 319 217 219 717

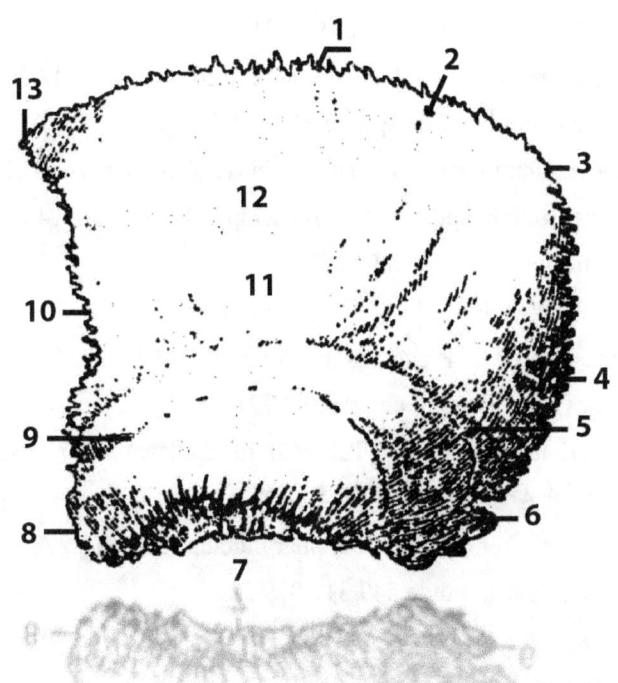

Abb. 67. Hinterhauptbein (innere Oberfläche) 214 712 219 312:

1 — Rinne für den oberen intraduralen Blutleiter (Sinus saggitalis superior) 518 317 918 919

2 — zerebrale Grube 549 312 919 217

3 — Hinterhauptschuppe 598 317 919 217

4 — Hinterhauptvorsprung (Eminentia cruciformis) 519 312 299 812

5 — innerer Hinterhauptvorsprung 312 818 712 918

6 — Rinne des intraduralen Blutleiters (Sinus transversalis) 519 317 919 217

7 — inneres Hinterhauptkamm (Crista occipitalis interna) 514 715 914 315

8 — Kleinhirngrube 219 213 919 223

9 — Kondylenkanal(canalis condylaris) 231 918 298 221

10 — Drosselfortsatz (Processus jugularis) 498 317 998 227

11 — großes Hinterhauptloch 201 398 721 778

12 — Hinterhauptbeinhöcker (Tuberculum jugulare) 548 715 328 225

13 — basilarer Abschnitt 549 713 919 223

14 — Rachenhöcker (Tuberculum pharyngeum) 548 712 228 312

15 — Hinterhauptskondyle 549 317 819 223

16 — lateraler Abschnitt 549 717 229 237

17 — Rand des Warzenfortsatzes 542 713 222 203

18 — Lambda-Rand (Margo lambdoideus) 519 321 009 811

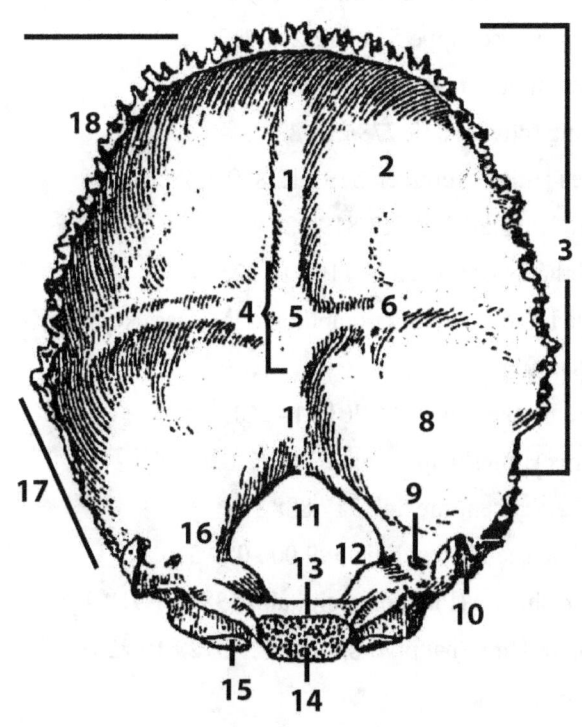

© Г. П. Грабовой 2002

Abb. 68. Hinterhauptbein (Ansicht von hinten und unten) 548 717 218 317:

1 — Hinterhauptschuppe 514 312 214 712

2 — Hinterhauptbeinhöcker 548 715 328 225

3 — Abhang (clivus) 319 778 219 228

4 — großes Hinterhauptloch 519 712 819 222

5 — Kondylenkanal 319 713 819 223

6 — Hinterhauptkondyle 519 715 819 225

7 — Grube hinter der Hinterhauptkondyle (Fossa kondylaris) 539 812 918 222

8 — untere Nackenlinie 514 701 814 321

9 — äußeres Hinterhauptkamm 514 312 814 722

10 — obere Nackenlinie 548 717 888 999

11 — die höchste Nackenlinie 599 000 089 319

12 — Oberschuppe (Planum occipitale) 538 721 918 211

13 — äußerer Hinterhauptvorsprung 429 312 819 228

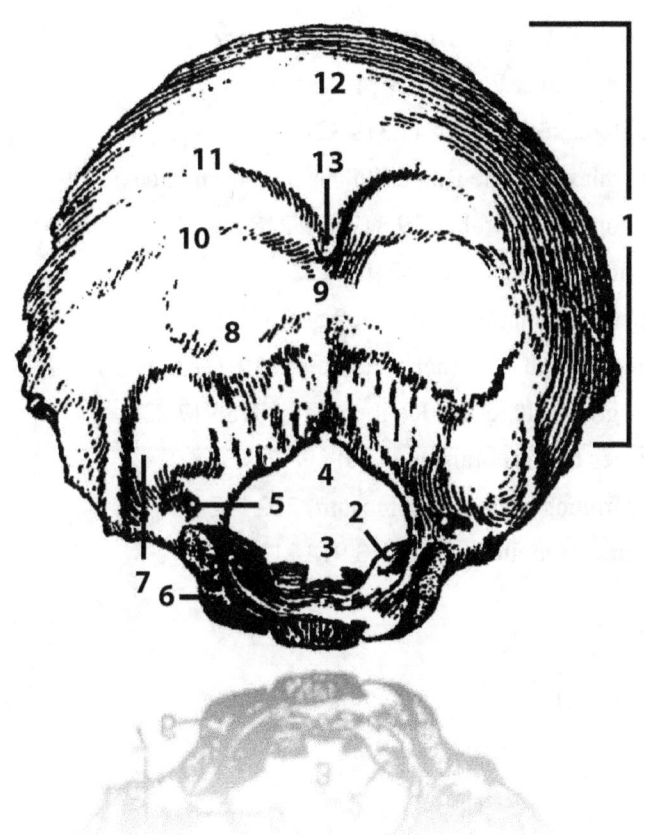

Abb. 69. Keilbein (Ansicht von oben) 219 317 919 227:

1 — linker kleiner Flügel 329 717 229 317

2 — Keilbeinkörper 429 811 319 321

3 — prächiasmatische Rinne (Sulcus prechiasmaticus) 314 717 814 217

4 — hypophysäre Grube 519 317 919 218

5 — Sehnervenkanal 538 712 918 222

6 — obere Augenhöhlenspalte 409 505 898 305

7 — rundes Loch (Foramen rotundum) 319 712 819 222

8, 12 — große Flügel des Keilbeins 217 318 917 228

9 — ovales Loch (Foramen ovale) 298 714 318 214

10 — Dornloch (Foramen spinosum) 219 542 319 712

11 — Türkensattellehne 548 713 918 213

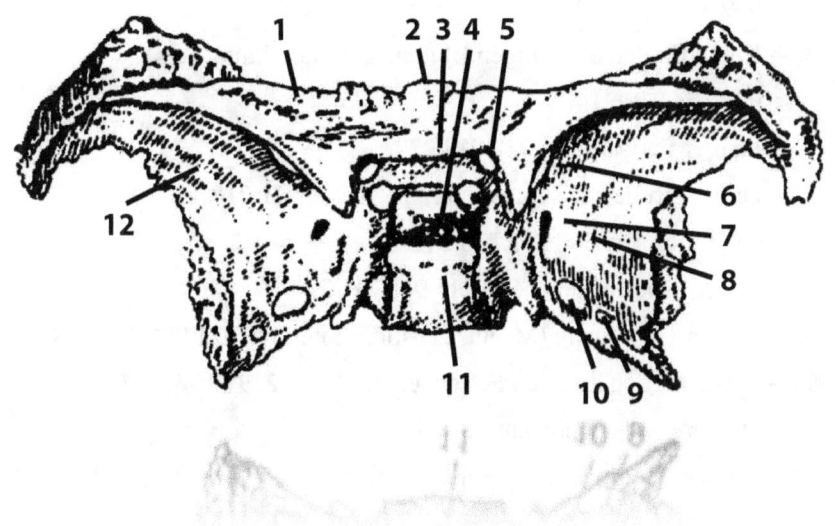

Abb. 70. Rechtes Schläfenbein (innere Oberfläche) 549 317 914 317:

1 — obere Felsenbeinkante 219 317 919 227

2 — Rinne für den oberen Felsenbeinblutleiter (Sinus pertosus superior) 549 312 819 229

3 — Rinne für den S-förmigen Blutleiter (Sinus sigmoideus) 098 174 219 314

4 — innerer Fortsatz 214 712 914 229

5 — Drosselgrube(Incisura jugularis) 531 918 911 218

6 — Griffelfortsatz 598 312 818 212

7 — innere Gehöröffnung 548 211 918 211

8 — innerer Gehörgang (Meatus acusticus internus) 531 988 411 888

9 — Rinne für den hinteren Felsenbeinblutleiter 219 213 919 733

10 — hintere Felsenbeinkante 214 313 219 733

11 — hintere Oberfläche der Felsenbeinpyramide 519 312 814 222

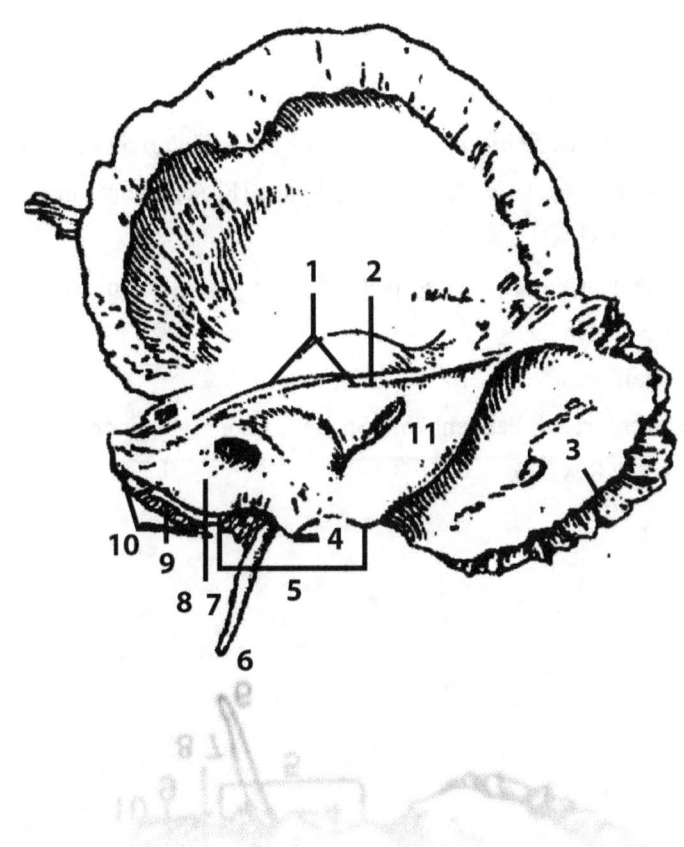

Abb. 71. Rechtes Schläfenbein (äußere Oberfläche) 519 312 419 812:
1 — Felsenbein-Schläfenbeinschuppe-Spalte (Fissura petrosquamosa) 514 317 814 317
2 — Felsenbein-Paukenhöhle-Spalte (Fissura petrotympanica) 548 321 948 221
3 — Griffelfortsatz 398 213 998 223
4 — Warzenfortsatz-Paukenhöhle-Spalte (Fissura tympanomastoidea) 598 712 898 223

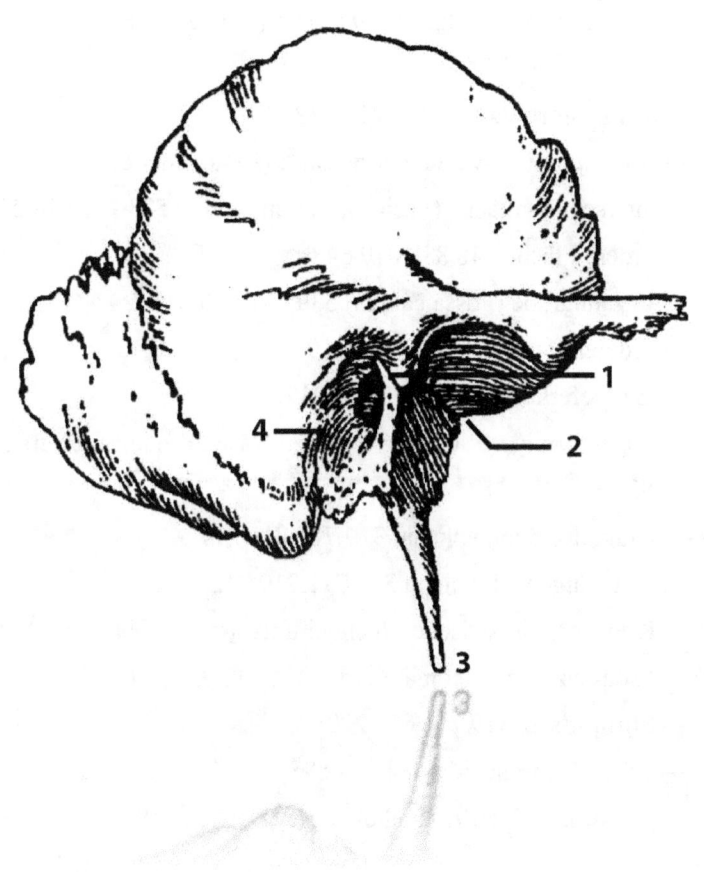

Knochen des Gesichtsschädel 219 715 819 815

Abb. 72. Oberkiefer (Ansicht von lateral) 519 371 919 811:

1 — Augenhöhlenfläche 398 216 718 226

2 — Knochenrinne am Boden der Orbita (Sulcus infraorbitalis) 319 717 819 227

3 — Jochbeinfortsatz 419 312 214 222

4 — Öffnungen für alveolare nervenäste (Rr. alveolares) 214 712 814 229

5 — Unterschläfenfläche (Facies infratemporalis) 538 722 918 222

6 — vordere Fläche 548 888 019 648

7 — Eckzahngrube (Fossa canina) 539 717 819 317

8 — vorderes Nasenbein 529 513 919 813

9 — Oberkieferkörper 548 712 818 212

10 — bogenförmiger Rand der vorderen Nasenöffnung(Incisura nasalis) 519 312 819 212

11 — Unteraugenhöhlenkanal 319 717 819 217

12 — Unteraugenhöhlenloch 319 712 819 212

13 — Knochennaht zwischen Jochbeinfortsatz und Oberkieferfortsatz (Sutura zygomaticomaxillaris) 214 711 898 211

14 — Stirnfortsatz 319 712 819 222

15 — Tränenbeinrand 548 884 918 888

16 — unterer Rand der Augenhöhle 512 219 312 919

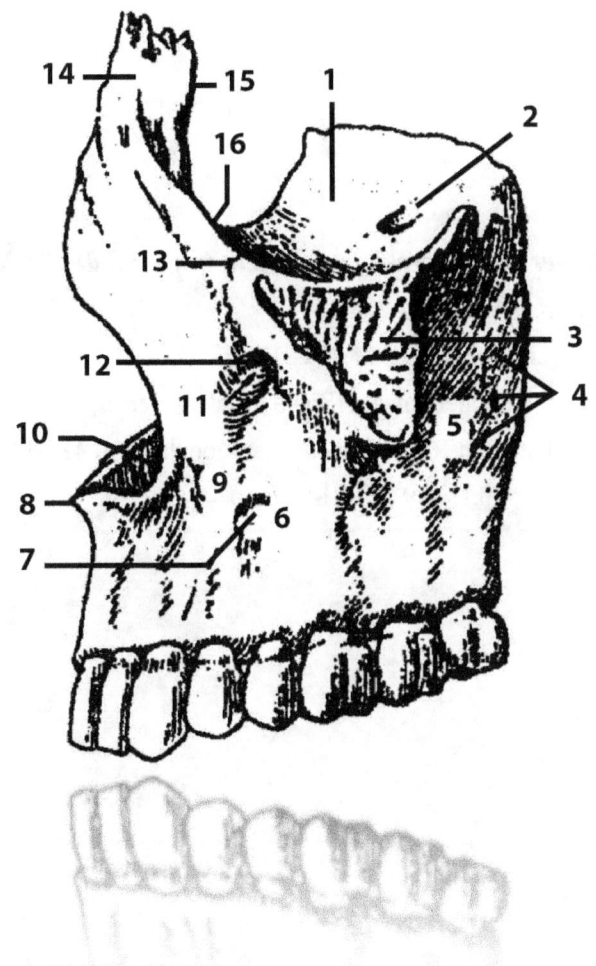

Abb. 73. Der linke Oberkiefer (Ansicht von medial) 421 718 911 328:
1 — Stirnfortsatz 428 317 228 917
2 — Nasenbeinfläche 519 317 819 217
3 — vorderer Knochenvorsatz (Spina nasalis anterior) 214 317 814 227
4 — Flügel-Gaumen-Rinne (Sulcus pterygopalatinus) 428 321 814 221
5 — Oberkieferhöhle 519 321 814 471

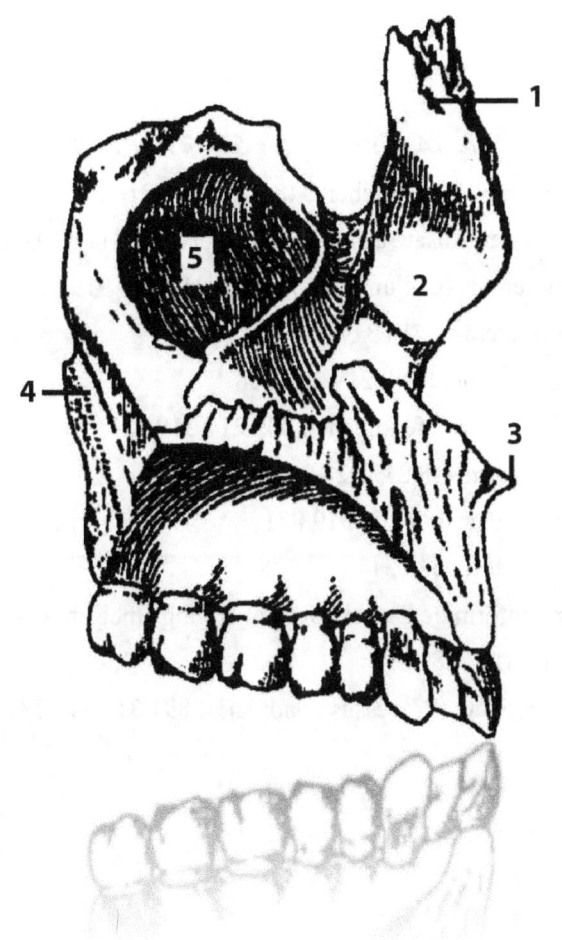

Abb. 74. Unterkiefer 514 712 814 312:
1 — Unterkiefergelenksköpfchen 548 321 848 721
2 — Grube für den Ansatz des Flügelmuskels 519 317 919 007
3 — Unterkieferhals (Collum mandibulae) 319 814 919 714
4, 5 — Unterkieferäste 518 317 918 001
6 — Unterkieferwinkel 548 219 289 008
7 — Kanal im Unterkieferknochen 009 217 319 227
8 — Schläfenkamm 418 317 228 227
9 — Unterkieferloch 489 201 319 871
10 — Kronenfortsatz 528 317 918 228
11 — halbmondförmige Unterkiefereinkerbung (Incisura mandibule) 419 317 819 828
12 — Gelenkfortsatz (Processus condylaris) 891 319 898 789

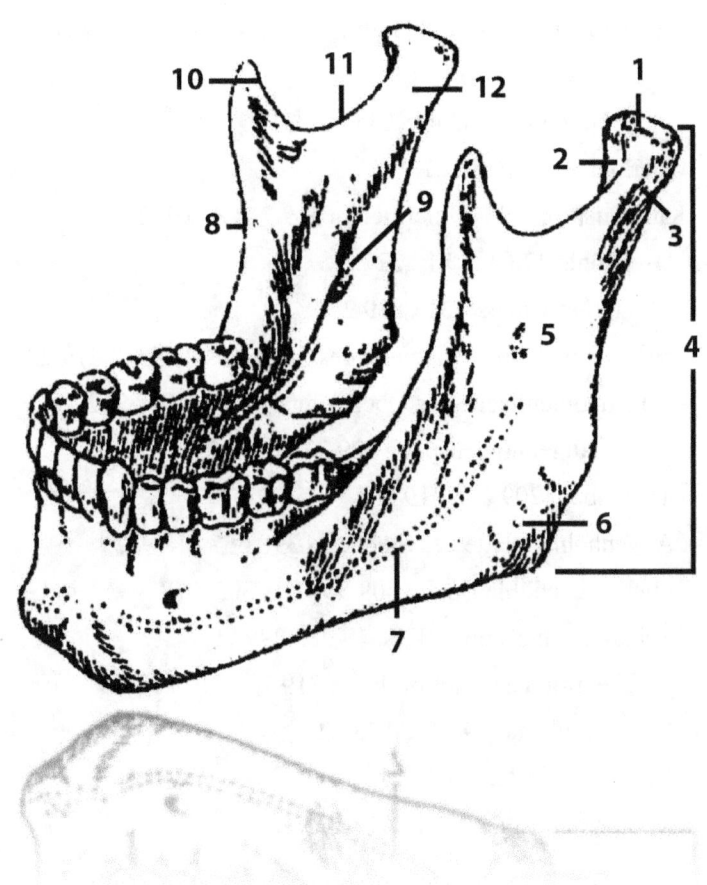

Abb. 75. Schädel des Menschen(Ansicht von vorne) 829 317 229 817:

1 — Kranznaht 419 289 917 814

2 — Scheitelbein 519 987 219 317

3 — orbitaler Abschnitt des Stirnbeins 998 261 378 471

4 — orbitale Fläche des großen Flügels des Keilbeins 548 261 378 213

5 — Jochbein 899 817 818 317

6 — untere Nasenmuschel 478 218 918 217

7 — Oberkiefer 521 718 221 918

8 — Kinnvorsprung des Unterkiefers 319 712 819 222

9 — Nasenhöhle 428 317 818 227

10 — Pflugscharbein 429 317 819 228

11 — polygonale Knochenlamelle des Siebbeins 219 317 819 227

12 — Augenhöhlenfläche des Oberkiefers 428 712 818 212

13 — untere Augenhöhlenspalte 429 731 819 221

14 — Tränenbein 209 605 319 205

15 — Augenhöhlenplatte des Siebbeins 398 667 818 917

16 — obere Augehöhlenspalte 409 505 898 305

17 — Schläfenbeinschuppe 428 319 288 299

18 — Jochbeinfortsatz des Stirnbeins 319 712 819 212

19 — Sehnervenkanal 498 712 818 222

20 — Nasenbein 518 314 818 214

21 — Stirnbeinhöcker 518 712 918 212

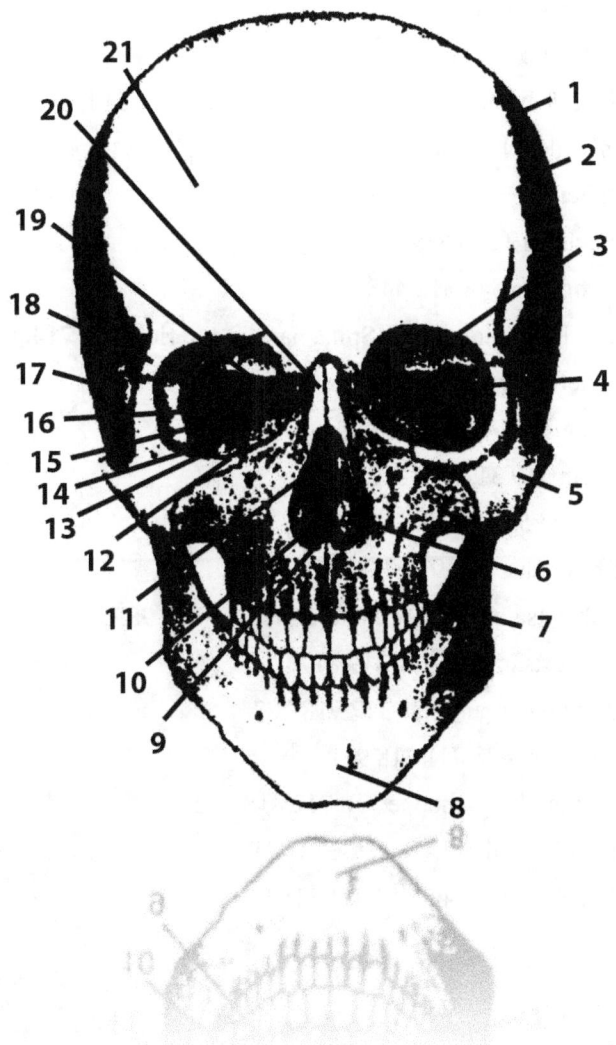

Abb. 76. Schädel des Menschen (seitliche Ansicht) 829 317 229 817:
1 — Scheitelbein 829 312 919 212
2 — Kranznaht 428 317 928 777
3 — Stirnbeinhöcker 719 317 819 217
4 — Schläfenfläche des großen Flügels des Keilbeins 514 317 049 612
5 — Augenhöhlenplatte des Siebbeins 518 714 318 914
6 — Tränenbein 967 912 319 812
7 — Nasenbein 519 314 819 214
8 — Schläfengrube 548 312 448 212
9 — vorderer Knochenvorsatz (Spina nasalis anterior) 319 714 819 744
10 — Oberkieferkörper 518 312 818 212
11 — Unterkiefer 514 317 914 817
12 — Jochbein 519 312 819 212
13 — Jochbogen 528 317 918 917
14 — Griffelfortsatz 528 917 728 918
15 — Gelenkfortsatz des Unterkiefers 219 377 889 989
16 — Warzenfortsatz 918 217 319 817
17 — äußerer Gehörgang 528 317 918 227
18 — Lambdanaht 428 711 318 911
19 — Hinterhauptbeinschuppe 518 712 818 912
20 — obere Schläfenlinie 428 712 318 421
21 — Schläfenbeinschuppe 512 821 318 921

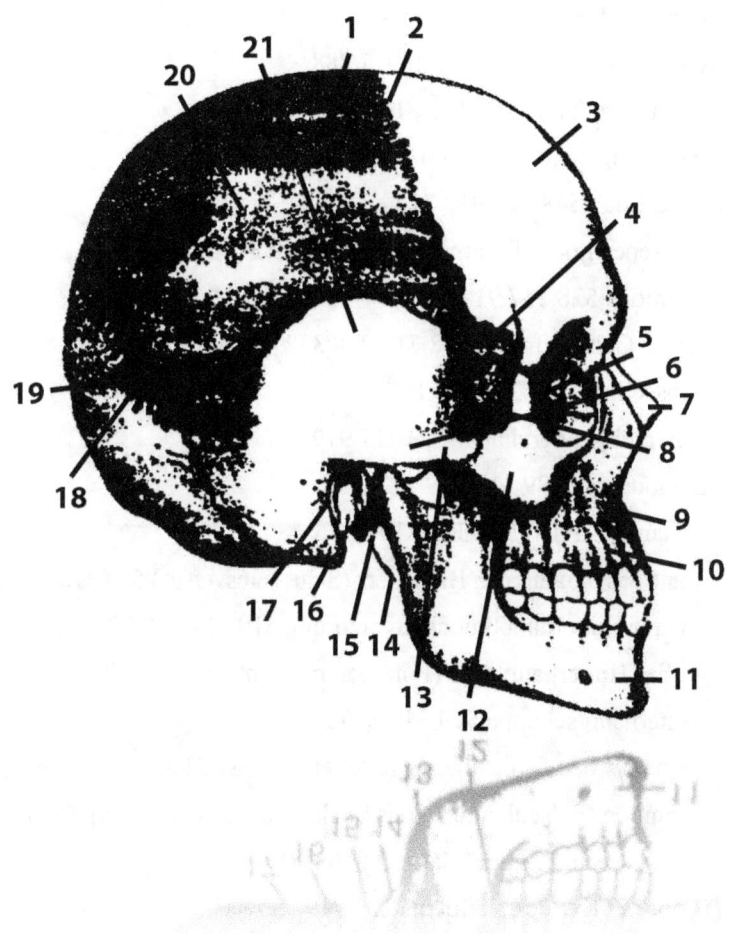

Abb. 77. Innere Schädelbasis 519 318 418 917:

1 — orbitaler Abschnitt des Stirnbeins 998 261 378 471

2 — Hahnenkamm (Crista galli) 428 312 818 222

3 — Siebplatte (Lamina cribrosa) 428 217 328 917

4 — Sehnervenkanal 555 888 918 419

5 — hypophysäre Grube 317 218 917 888

6 — Türkensattellehne 513 988 813 488

7 — rundes Loch 548 321 918 489

8 — ovales Loch 548 321 918 317

9 — zerrissenes Loch (Foramen lacerum) 529 317 216 489

10 — Dornloch 528 317 918 527

11 — innere Gehöröffnung 548 712 218 332

12 — Drosselloch 589 317 919 897

13 — Unterzungennervkanal 319 317 919 777

14 — Lambdanaht 489 312 219 812

15 — Abhang (Clivus) 519 312 819 222

16 — Rinne des intraduralen Blutleiters (Sinus transversus) 529 316 719 226

17 — innerer Hinterhauptknochenvorsprung 519 317 919 227

18 — großes Hinterhauptloch (Foramen magnum) 549 317 819 227

19 — Hinterhauptschuppe 529 312 819 272

20 — Rinne für den S-förmigen Blutleiter 599 087 219 317

21 — Pyramide (Felsenbeinteil) des Schläfenbeins 419 317 819 227

22 — Schläfenbeinschuppe 519 312 819 222

23 — großer Flügel des Keilbeins 222 719 333 419

24 — kleiner Flügel des Keilbeins 213 914 817 977

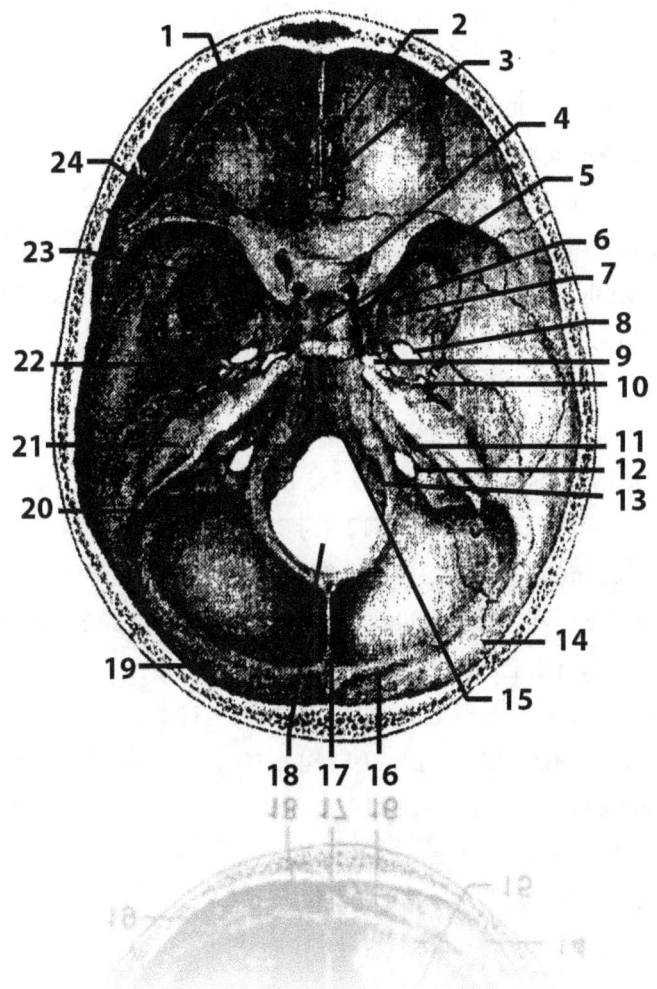

Abb. 78. Äußere Schädelbasis 894 312 918 322:

1 — Gaumenfortsatz des Oberkiefers 819 312 419 222
2 — Öffnung des canalis incesivus (zwischen Gaumen und Mundhöhle) zur Mundhöhle (Foramen incisivum) 498 555 978 377
3 — mittlere Gaumennaht 519 312 919 222
4 — quere Gaumennaht 478 217 378 227
5 — Choane 529 371 999 811
6 — untere Augenhöhlenspalte 519 317 519 817
7 — Jochbogen 819 317 919 978
8 — Pflugscharbeinflügel 918 312 818 212
9 — Grube für den Ansatz des Flügelmuskels 419 817 219 317
10 — laterale Platte (Lamina lateralis) des Flügelfortsatzes 548 321 918 221
11 — Flügelfortsatz 219 311 919 211
12 — ovales Loch 214 715 819 315
13 — Unterkiefergrube 558 912 918 222
14 — Griffelfortsatz 419 715 219 355
15 — äußerer Gehörgang 914 712 814 312
16 — Warzenfortsatz 548 317 918 227
17 — Warzenfortsatzeinschnitt (Incisura mastoidea) 519 312 819 221
18 — Kondyle des Hinterhauptbeins 514 312 788 918
19 — Grube hinter der Kondyle 828 213 319 712
20 — großes Hinterhauptloch 219 714 819 814
21 — untere Nackenlinie 514 319 219 289
22 — äußerer Hinterhauptvorsprung 428 913 728 953
23 — Rachenhöcker 298 217 319 228
24 — Gelenkfortsatzkanal 218 317 218 227
25 — Drosselloch 891 317 919 217
26 — Naht zwischen Hinterhauptbein und Mastoid 214 312 827 488

27 — Äußere Öffnung für die Halsschlagader 389 219 217 419
28 — Griffel-Warzenfortsatzloch 519 317 219 227
29 — zerrissenes Loch 548 317 289 327
30 — Spalte zwischen Felsenbein und Paukenteil des Schläfenbeins (Fissura petrotympanica) 219 317 418 227
31 — Dornloch 219 317 218 227
32 — Gelenktuberkel 288 412 298 322
33 — Knochennaht zwischen Keilbein und Schläfenbeinschuppe 298 717 298 277
34 — Hackenfortsatz des Flügelbeins 598 328 219 830
35 — großes Gaumenloch 219 498 817 312
36 — Knochennaht zwischen dem Jochbeinfortsatz des Oberkiefers und dem Jochbein (Sutura zygomaticomaxillaris) 529 312 919 812

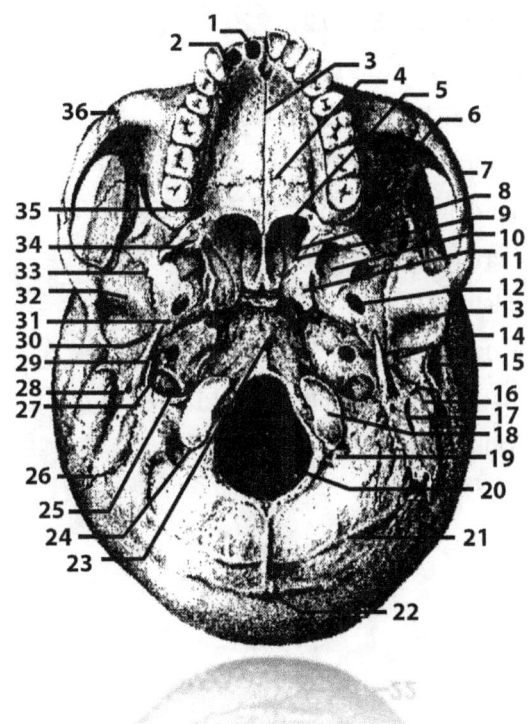

Skelett der Extremitäten 548 212 788 272

Knochen der oberen Extremität 971 981 319 212

Abb. 79. Rechtes Schulterblatt (Ansicht von hinten) 429 312 819 312:
1 — Rabenschnabelfortsatz 918 318 519 714
2 — Schultereck (Acromion) 529 319 919 712
3 — seitlicher Winkel des Schulterblatts 498 712 519 282
4 — Schulterblatt-Hals 498 710 218 220
5 — lateraler Rand 489 770 919 220
6 — unterer Winkel 319 814 919 814
7 — medialer Rand 519 311 819 911
8 — Grube unter dem Schulterblatt (Fossa infraspinata) 918 712 514 317
9 — hintere Oberfläche 219 712 819 222
10 — Schulterblatt-Achse 498 712 328 822
11 — Obergrätengrube 512 488 912 988
12 — Einschnitt des Schulterblatts 319 714 819 214
13 — oberer Winkel 428 713 818 213

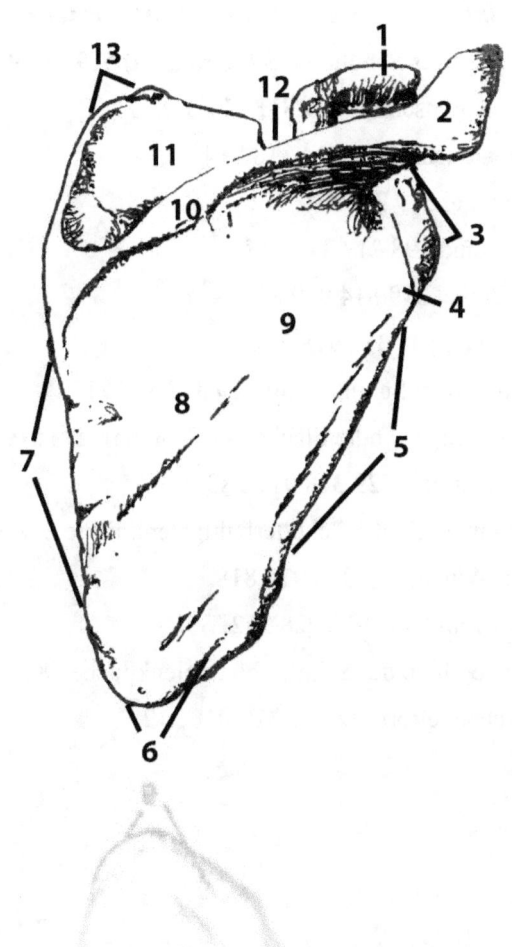

Abb. 80. Rechtes Schulterblatt (Ansicht von vorne) 213 419 813 219:

1 — Gelenkfläche des Schulterecks (Acromion) 519 311 919 211

2 — Schulterblatteinschnitt 549 811 719 311

3 — Schulterbalttachse 519 514 318 814

4 — oberer Winkel 519 312 819 212

5 — medialer Rand 598 217 317 717

6 — unterer Winkel 319 814 919 814

7 — lateraler Rand 548 312 918 212

8 — Grube unter dem Schulterblatt 519 317 819 217

9 — den Rippen zugewandte Fläche des Schulterblatts 519 412 819 312

10 — Schulterblatthals 529 318 919 288

11 — Höcker unterhalb der Schulterbalttgelenkfläche 212 317 412 917

12 — lateraler Winkel 528 318 914 818

13 — medialer Rand 548 912 928 312

14 — Höcker oberhalb der Schulterblattgelenkfläche 488 312 818 222

15 — Rabenschnabelfortsatz 549 318 918 212

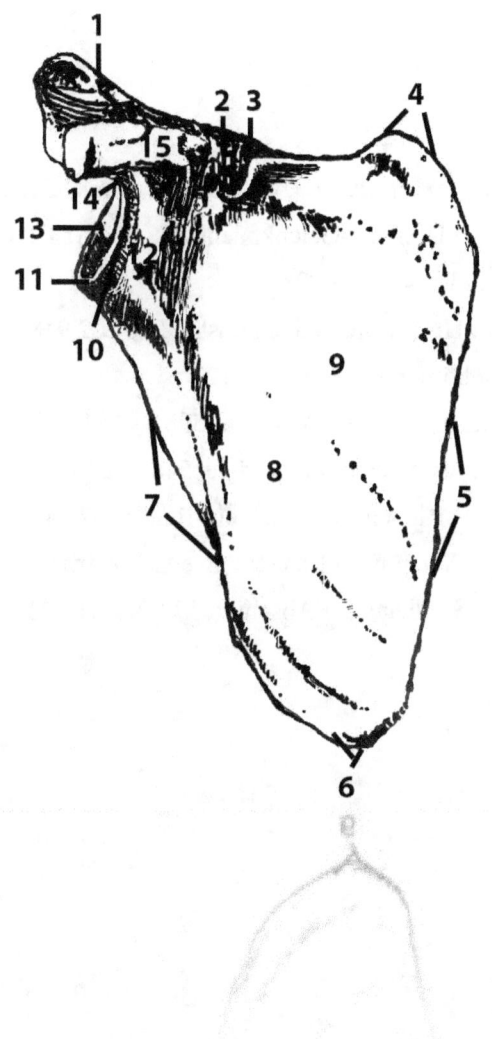

Abb. 81. Rechtes Schlüsselbein (Ansicht von unten) 528 312 918 222:

1 — Akromion-Schlüsselbein-Gelenkfläche 528 314 818 214

2 — Linea trapezoidea 428 712 928 222

3 — Rinne für den Unterschlüsselbeinmuskel 528 222 918 412

4 — Schlüsselbeinkörper 314 812 514 812

5 — dem Brustbein anliegender Abschnitt 598 712 819 232

6 — Brustbein-Schlüsselbein-Gelenkfläche 548 712 918 322

7 — Eibuchtung des Rippen-Schlüsselbein-Bandes 577 489 312 819

8 — kegelförmoger Vorsprung (Tuberculum conoideum) 521 479 811 299

9 — dem Akromion anliegender Abschnitt 578 912 319 228

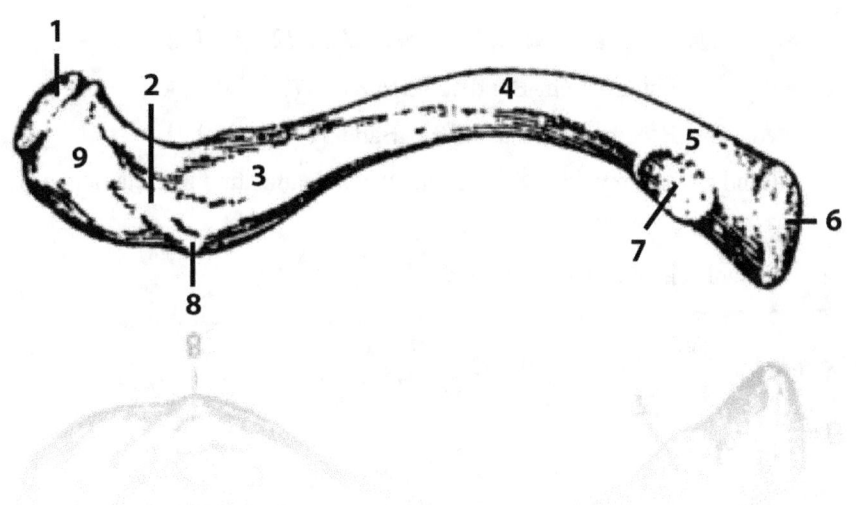

Abb. 82. Sternoklavikulargelenke 512 714 312 814:
1 — Rippen-Schlüsselbein-Band 529 319 819 478
2 — vorderes Brustbein-Schlüsselbein-Band 319 814 219 217
3 — Band zwischen beiden Schlüsselbeinen (Ligamentum interclaviculare) 219 317 919 217
4 — Gelenkscheibe 519 712 819 912

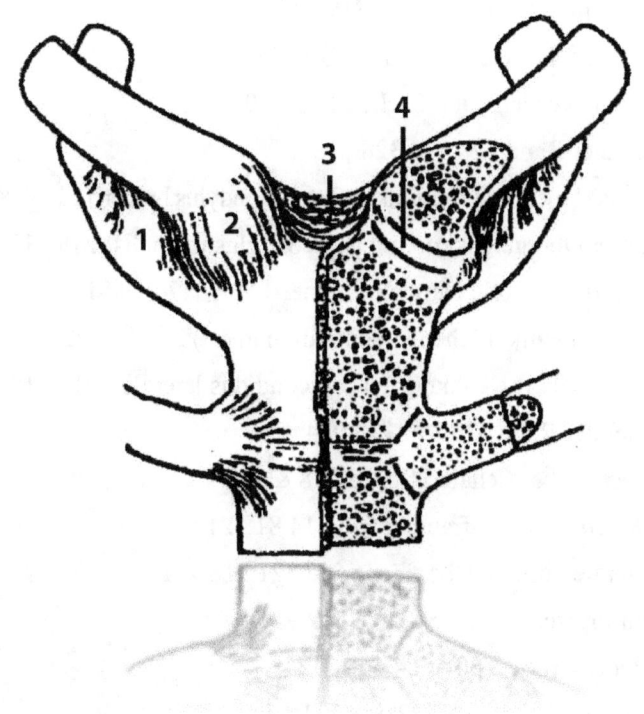

Skelett der freien oberen Extremität 219 317 918 817

Abb. 83. Rechtes Oberarmknochen
(Ansicht von vorne) 219 317 298 227:

1 — Oberarmbeinkopf 219 312 819 778

2 — anatomischer Hals 219 312 819 887

3 — mediale vordere Oberfläche 219 317 919 817

4 — medialer Rand 428 712 328 718

5 — Gelenkkörper des Oberarmknochens (Condylus humeri) 213 428 219 488

6 — innerer Obergelenkknorren (Epicondylus medialis) 219 317 819 217

7 — Oberarmbeinrolle (Trochlea humeri) 539 817 919 817

8 — Oberarmbeinköpfchen (Capitulum humeri) 219 317 229 812

9 — äußerer Obergelenkknorren (Epicondylus lateralis) 419 418 712 319

10 — lateraler Rand 513 814 713 914

11 — Oberarmbeinschaft 548 912 938 817

12 — Deltamuskel-Aufrauung 548 714 818 217

13 — laterale vordere Oberfläche 548 321 918 711

14 — chirurgischer Hals 542 718 312 918

15 — kleiner Höcker 328 784 548 914

16 — großer Höcker 328 722 588 731

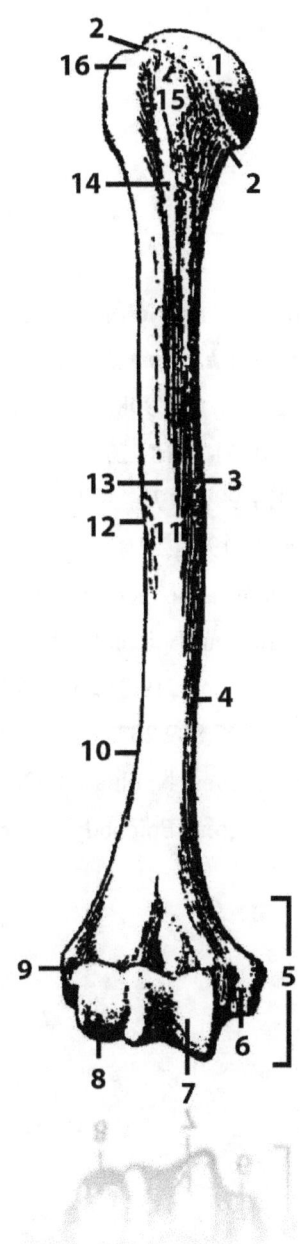

Abb. 84. Rechtes Oberarmknochen
(Ansicht von hinten) 219 317 919 217:

1 — Oberarmbeinkopf 214 318 914 998

2 — anatomoscher Hals 498 517 318 227

3 — großer Höcker 429 321 999 617

4 — chirurgischer Hals 524 319 312 218

5 — Gelenkkörper des Oberarmknochens 519 317 819 227

6 — äußerer Obergelenkknorren (Epicondylus lateralis) 219 397 812 597

7 — Grube des Ellenbogengelenk 519 317 818 907

8 — Oberarmbeinrolle 519 007 819 267

9 — Rinne des Ellenbogennerves (N. ulnaris) 298 712 319 212

10 — innerer Obergelenkknorren (Epicondylus medialis) 429 317 919 887

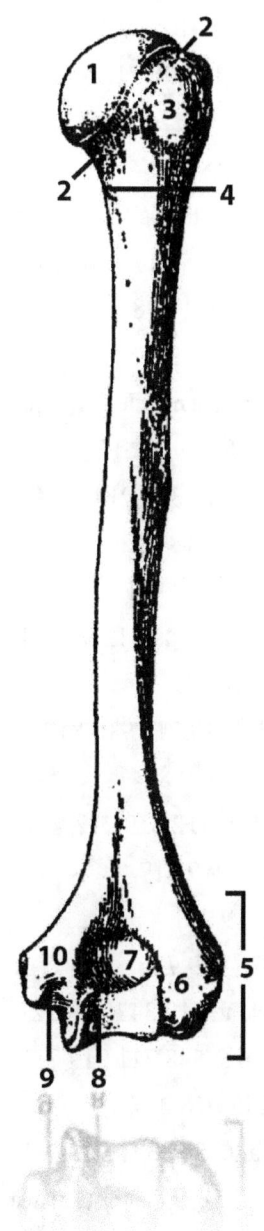

*Abb. 85. Rechte Speiche und Elle
(Ansicht von vorne) 598 712 498 217:*

A — Speiche (Radius) 531 918 898 712:

1 — Speichenkopf 328 471 918 221

2 — Speichenhals 248 312 818 222

3 — Rauigkeit der Speiche (Tuberositas radii) 548 712 918 272

4 — Zwischenknochenkante 548 317 918 227

5 — vordere Oberfläche 548 371 998 211

6 — vordere Kante 428 317 918 917

7 — Einkerbung des Ellen-Speichen-Gelenks (Incisura ulnaris) 498 318 919 887

8 — Handgelenkfläche 319 817 919 617

9 — Griffelfortsatz der Elle 514 317 914 987

10 — laterale Fläche 598 712 918 312

11 — Spechenschaft 598 321 719 811

12 — kranzartige Gelenkfläche 549 312 919 812

B — Elle (Ulna) 598 712 918 222:

1 — Einziehung an der Elle 219 217 919 817

2 — Kronenfortsatz 319 374 819 814

3 — Rauhogkeit der Elle 519 312 819 212

4 — vordere Kante 419 817 919 217

5 — Ellenschaft 519 321 819 221

6 — Griffelfortsatz 529 326 919 726

7 — kranzartige Gelenkfläche 519 342 819 221

8 — Ellenkopf (Caput ulnare) 548 711 919 211

9 — vordere Fläche 534 217 918 377

10 — Zwischenknochenkante 598 321 918 211

11 — Knochenkamm für den M.supinator (Auswärtsdreher) 498 871 218 321

12 — Einziehung an der Elle (Incisura radialis) 548 388 718 918

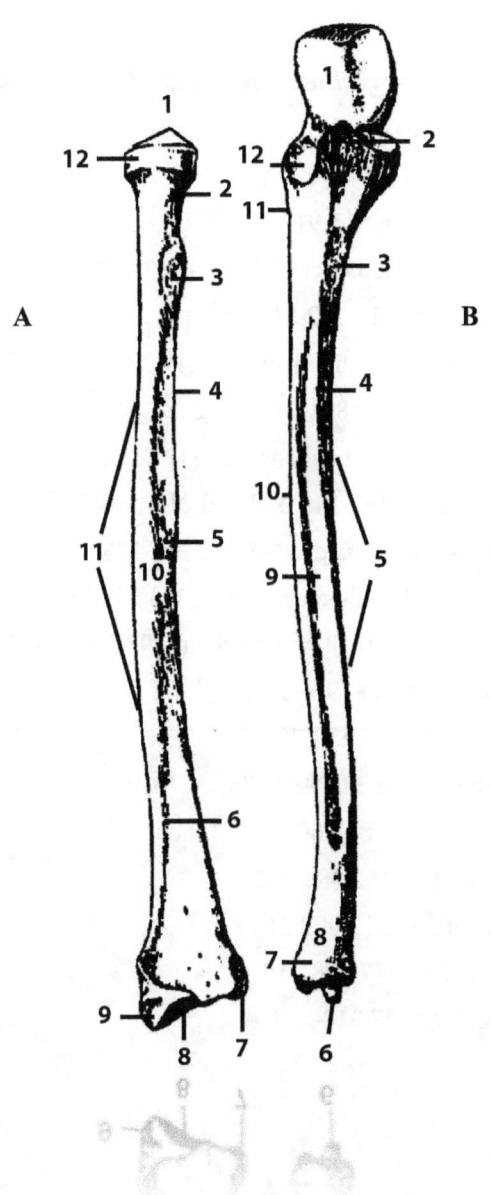

Abb. 86. Knochen der rechten Hand (Handrücken) 548 722 888 222:

1 — Fingerendglied 219 333 819 444
2 — Fingermittelglied 478 212 978 111
3 — Fingerknochenkopf 513 918 216 097
4 — Phalangen (Fingerknochen) 213 918 712 889
5 — Fingergrundglied 319 712 819 222
6 — Basis des Mittelhandknochens 519 819 312 888
7 — Fingerknochenkörper 891 319 498 519
8 — Kopf des Mittelhandknochens 519 312 919 812
9 — 3. Fingerhandknochen 519 312 819 212
10 — Mittelhandknochenkörper 498 712 988 318
11 — Basis des Mittelhandknochens 528 313 818 713
12 — Mittelhand (I-V Mittelhandknochen) 598 318 488 712
13 — Griffelfortsatz 528 899 319 217
14 — Trapezbein 988 713 428 755
15 — Trapezoidbein 598 317 988 978
16 — Kopfbein 298 317 898 007
17 — Hackenbein 598 382 488 722
18 — Dreieckbein 598 213 009 216
19 — Erbsenbein 598 377 988 217
20 — Mondbein 598 327 918 227
21 — Kahnbein 599 891 488 788

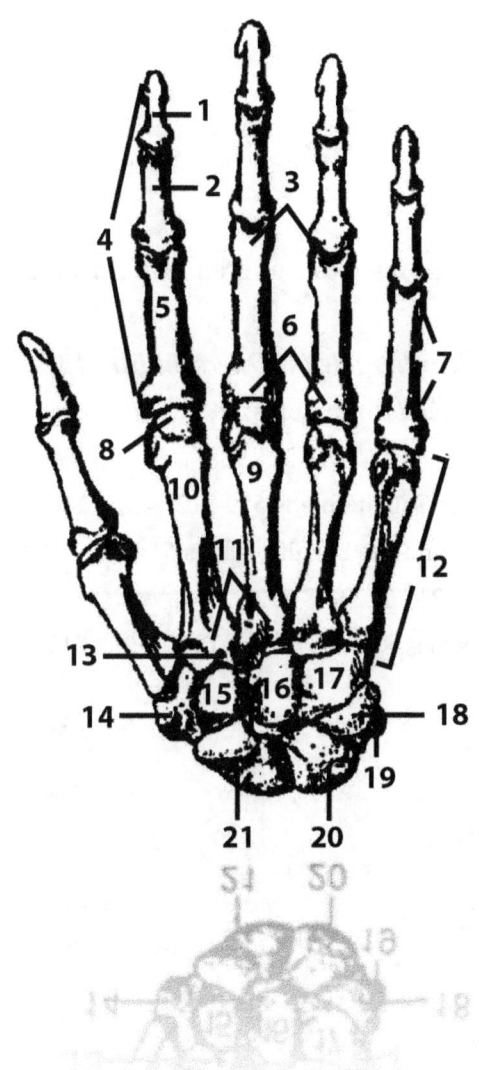

Knochenverbindungen der oberen Extremität 519 513 819 213

Abb. 87. Schultergelenk (Querschnitt) 219 419 213 818:
1 — Sehne des langen Bizepskopfs 529 321 919 478
2, 7 — Gelenkskapsel 471 818 321 988
3 — Akromion des Schulterblatts 519 312 948 212
4 — oberes Querband des Schulterblattes 519 312 919 812
5 — Schulterblatt 219 312 988 712
6 — Gelenkgrube des Schulterblatts 918 317 988 817

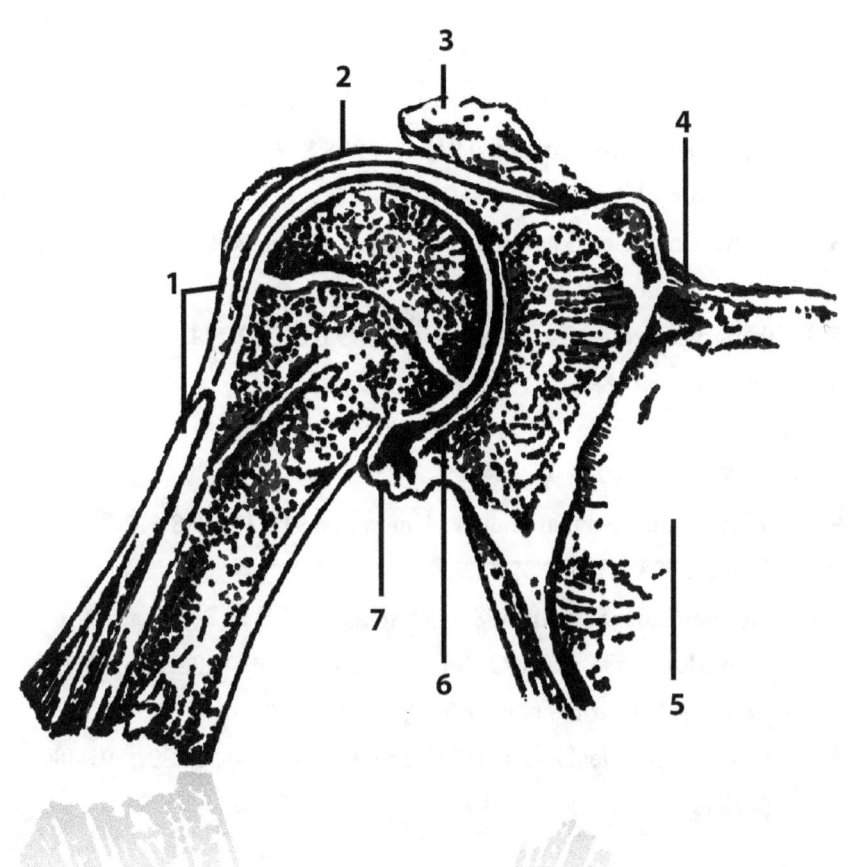

Abb. 88. Rechtes Ellbogengelenk
(Ansicht von vorne) 598 312 419 812:

1 — Oberarmknochen (Humerus) 918 714 988 814

2 — Kronenfortsatzgrube 599 917 319 878

3 — innerer Obergelenkknorren (Epicondylus medialis) 898 321 488 712

4, 13, 14 — Bänder 519 312 819 212

5 — Oberarmbeinrolle (Trochlea humeri) 599 041 319 799

6 — Kronenfortsatz 898 312 918 002

7 — Aufrauung der Elle 519 217 918 328

8 — Elle 529 341 419 811

9 — Zwischenknochenmembran des Unterarms 918 312 888 512

10 — Speiche 498 712 519 322

11 — Aufrauung der Speiche 598 213 588 234

12 — Sehne des zweiköpfigen Oberarmmuskels (Bizeps) 528 377 948 724

15 — Kopf des Oberarmknochens 548 317 489 377

16 — äußerer Obergelenkknorren (Epicondylus lateralis) 219 321 891 489

17 — Speichengrube 529 213 719 333

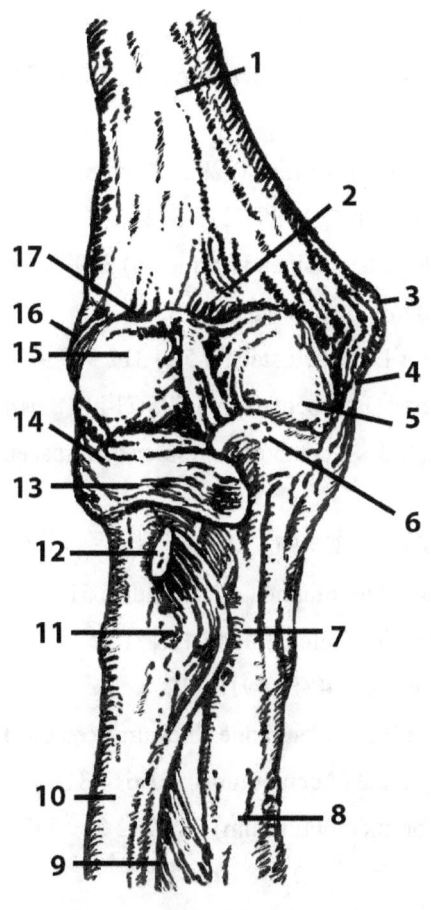

Knochen der unteren Extremitäten 529 531 919 811

Beckengürtel 429 712 918 222

Abb. 89-A. Rechtes Darmbein 214 317 918 227:
A — Ansicht von lateral:
1 — Darmbeinkamm (Crista iliaca) 298 327 918 887
2 — innere Knochenlippe 291 398 218 612
3 — vorspringende Leiste (Linea intermedia) 549 715 819 315
4 — äußere Knochenlippe 599 422 899 322
5 — oberer vorderer Darmbeinstachel 529 312 919 914
6 — unterer vorderer Darmbeinstachel 598 714 818 914
7 — Rinne oberhalb des Acetabulums (sulcus supraacetabularis) 594 321 714 811
8 — Darmbeinsäule 548 377 914 817
9 — Rand der Hüftgelenkpfanne (Acetabulum) 519 718 918 212
10 — halbmondförmige Gelenkfläche 498 712 519 312
11 — Hüftgelenksgrube 548 712 918 312
12 — Spalt in der Hüftgelenkspfanne (Incisura acetabuli) 509 714 219 314
13 — Hüftgelenkpfanne (Acetabulum) 591 614 318 790
14 — Hüftloch (Foramen obturatum) 521 782 219 332
15 — Sitzbeinhöcker 529 312 918 812
16 — Sitzbeindorn 898 918 314 517
17 — hintere Gesäßlinie 517 318 215 428
18 — unterer hinterer Darmbeinstachel 912 914 712 714
19 — obere hintere Darmbeinstachel 319 812 892 319
20 — Darmbein 519 814 319 811
21 — untere Gesäßlinie 519 312 891 421

22— Gesäßfläche 519 311 819 211

23 — Darmbeinschaufel 529 301 229 721

24 — vordere Gesäßlinie 498 312 898 222

25 — Darmbeinhöcker 594 312 894 222

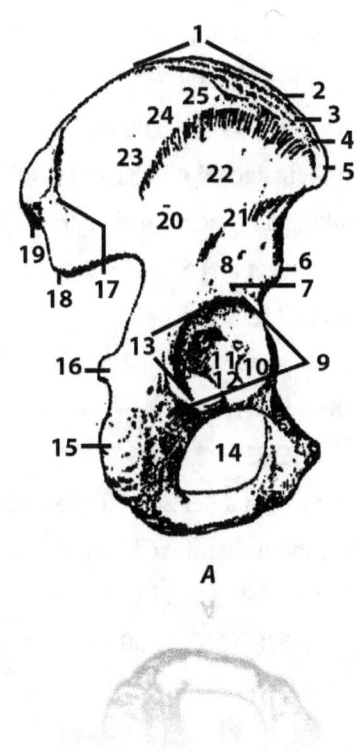

A

Abb. 89-B. Rechtes Darmbein 214 317 918 227:

B — Ansicht von medial:

1 — Darmbeinkamm 491 213 719 223

2 — obere hintere Darmbeinstachel 298 312 818 712

3 — Kreuzbein-Darmbein-Fläche 298 712 518 312

4 — Aufrauung des Darmbeins 498 213 009 671

5 — untere hintere Darmbeinstachel 498 319 819 007

6 — ohr-ähnliche Gelenkfläche (Facies auricularis) 931 489 219 819

7 — Hüftloch (Foramen obturatum) 521 798 988 122

8 — bogenförmige Linie 512 098 096 681

9 — untere vordere Darmbeinstachel 319 489 091 213

10 — Darmbeinsäule 488 714 818 381

11 — Darmbein 428 713 819 223

12 — obere vordere Darmbeinstachel 219 006 789 321

13 — Vertiefung am Darmbeinschaufel (Fossa iliaca) 489 091 213 719

14 — Darmbeinschaufel 519 489 389 712

15 — innere Knochenlippe 528 421 389 001

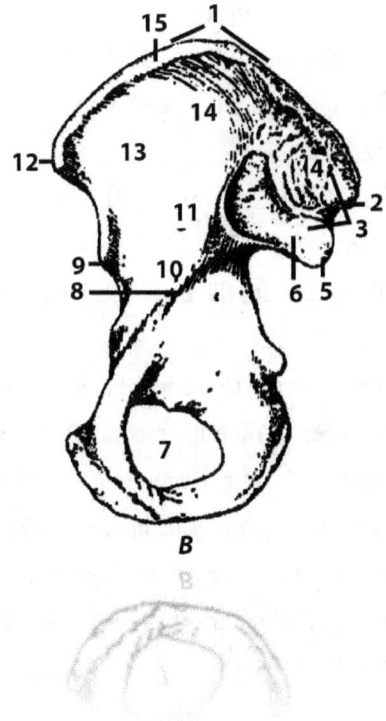

B

Skelett der freien unteren Extremitäten 298 321 918 557

Abb. 90. Rechtes Oberschenkelknochen
(Ansicht von vorne) 594 321 794 851:

1 — Kopf des Oberschenkelknochens 519 517 919 917
2 — Hüftkopfgrube 319 318 919 818
3 — Oberschenkelknochenhals 498 312 718 212
4 — Linie zwischen den Rollhügeln (Linea intertrochanterica) 519 312 219 772
5 — kleiner Rollhügel (Trochenter minor) 918 714 518 914
6 — Oberschenkelkörper 598 712 918 222
7 — Höcker oberhalb der Gelenkfläche (Tuberculum adductorium femoris) 498 312 000 612
8 — innerer Obergelenkknorren (Epicondylus medialis) 469 718 919 318
9 — innerer Gelenkknorren (Condylus medialis) 598 317 898 617
10 — dem oberen Teil des Knies anliegende Fläche 514 318 914 888
11 — äußerer Gelenkknorren (Condylus lateralis) 598 314 888 914
12 — äußerer Obergelenkknorren (Epicondylus lateralis) 519 714 814 919
13 — großer Rollhügel (Trochanter major) 529 318 729 888
14 — Rollhügelgrube 598 712 888 412

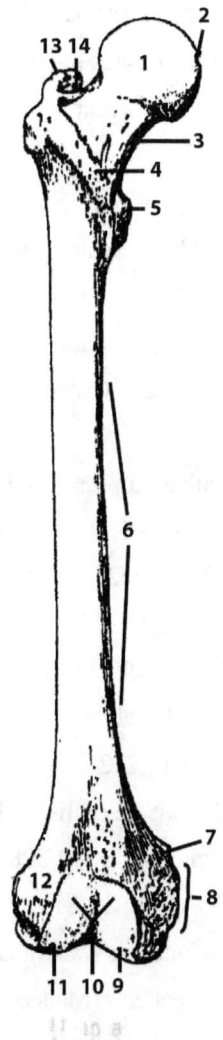

*Abb. 91. Rechtes Schien- und Wadenbein
(Ansicht von vorne) 519 714 479 509:*

1 — äußerer Gelenkknorren (Condylus lateralis) 519 514 319 314

2 — äußeres Zwischenknorrenhöckerchen (Tuberculum intercondylare laterale) 539 712 819 222

3 — Zwischenknorrenerhebung 548 917 328 227

4 — inneres Zwischenknorrenhöckerchen (Tuberculum intercondylare mediale) 219 713 829 223

5 — innerer Obergelenkknorren (Epicondylus medialis) 394 815 519 815

6 — vordere Zwischenknorrenfläche (Area intercondylaris anterior) 319 712 819 212

7 — Gelenkfläche des Wadenbeinkopfes 514 317 814 227

8 — Aufrauunung des Schienbeins 529 327 819 227

9 — mediale Fläche 548 912 914 272

10 — Vorderkante 428 319 819 228

11 — Schienbeinschaft 829 714 329 214

12 — mediale Kante 314 812 914 712

13 — laterale Fläche 519 312 914 212

14 — innerer Knöchel (Malleolus medialis) 589 741 299 421

15 — Gelenkfläche des Knöchels 528 714 328 214

16 — untere Gelenkfläche 594 321 317 811

17 — Gelenkfläche des Knöchels am Wadenbein 598 712 918 241

18 — äußerer Knöchel des Wadenbeins (Malleolus lateralis) 514 718 914 318

19 — mediale Fläche des Wadenbeins 489 916 769 817

20 — Wadenbeinschaft 538 714 918 214

21 — vordere Kante des Wadenbeins 298 718 314 228

22 — laterale Fläche des Wadenbeins 298 317 918 227

23 — Wadenbeinhals 238 714 214 816

24 — Wadenbeinkopf 519 317 919 221
25 — Spitze des Wadenbeinkopfes 518 318 918 227

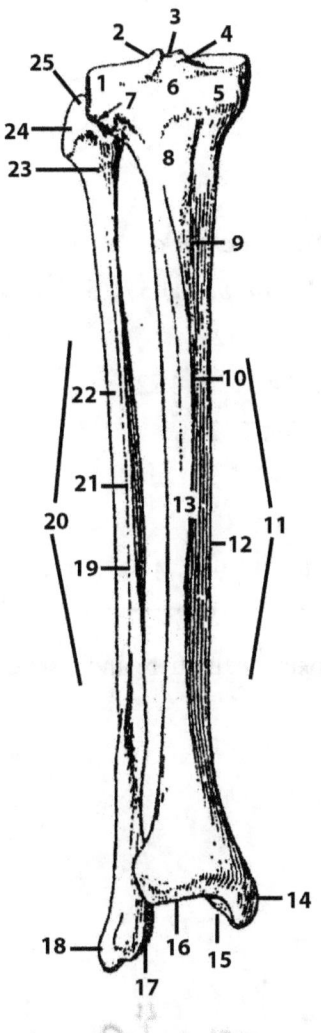

Abb. 92. Knochen des rechten Fußes (Ansicht von oben) 594 317 214 817:

1 — Fersenbein 594 312 814 712
2 — Sprungbein (Talus) 594 317 814 227
3 — Würfelbein 598 317 998 217
4 — Kahnbein 598 317 918 228
5 — Keilbeine 284 318 914 278
6 — Mittelfußknochen (I — V) 918 714 888 914
7 — Mittelfußköpfchen 538 717 918 227
8 — Zehenknochen (proximale, mittlere und distale Phalangen) 598 317 888 999

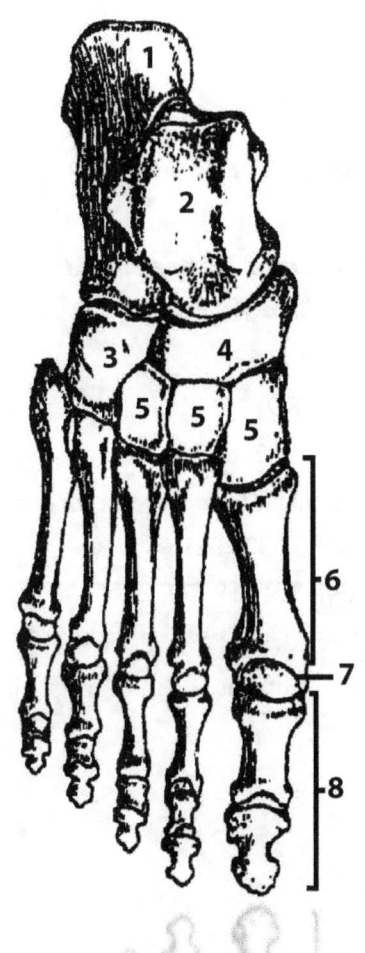

Knochenverbindungen der unteren Extremität 918 999 000 818

Abb. 93. Rechtes Hüftgelenk 319 489 219 318:
1 — Gelenkknorpel 219 914 319 814
2 — Hüftbein 519 317 819 227
3 — Gelenkhöhle 519 318 919 888
4 — Hüftkopfband 548 317 228 917
5 — Querband der Hüftpfanne (Lig. transversum acetabuli) 514 318 814 228
6 — Gelenkkapsel 987 421 328 921
7 — Sitzbeinhöcker 598 714 318 227
8 — Ringzone der Gelenkkapsel 598 712 998 212
9 — Gelenklippe der Hüftpfanne (Labrum acetabulare) 219 317 559 417

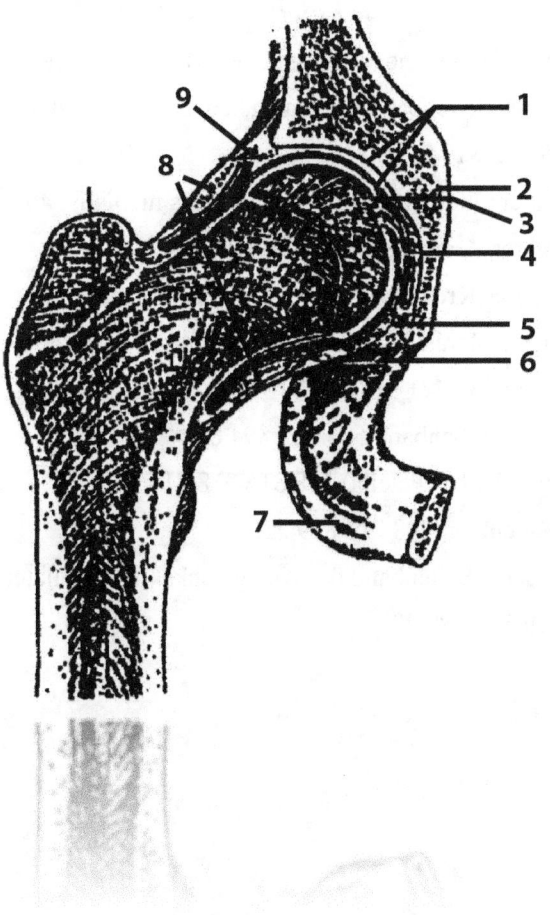

Abb. 94. Kniegelenk 419 718 214 328:

1 — Oberschenkelknochen (Os femoris) 219 317 919 817

2 — inneres Seitenband des Kniegelenks (Lig. collaterale tibiale) 519 312 819 272

3 — innerer Obergelnkknorren (Condylus medialis) 498 712 919 812

4 — hinteres Kreuzband 419 321 819 221

5 — vorderes Kreuzband 219 314 919 814

6 — innerer Meniskus (Meniskus medialis) 519 312 819 212

7 — Schienbein 521 918 519 818

8 — Kniescheibenband 594 312 894 882

9 — Kniescheibe (Patella) 548 316 918 716

10 — Wadenbein 988 712 819 212

11 — äußeres Seitenband des Kniegelenks (Lig. collaterale fibulare) 529 317 889 227

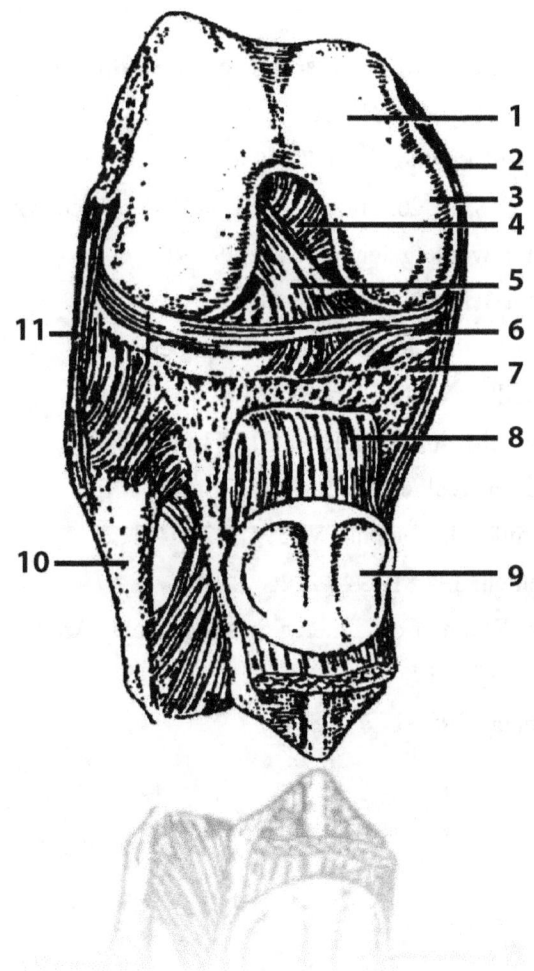

© Г. П. Грабовой 2002

207

Abb. 95. Gelenke und Bänder des rechten Fußes 419 417 819 817:

1 — Schienbein 529 321 819 221

2 — Sprunggelenkhöhle 429 327 919 877

3, 7, 12, 13, 16, 18, 19, 20, 21, 23 — Haltbänder der Gelenke 219 317 819 227

4 — queres Fußwurzelgelenk 391 819 291 919

5 — Kahnbein 419 891 599 211

6 — Gelenk zwischen Kahnbein und 3 Keilbeinen 514 387 914 327

8, 9, 10 — Keilbeine 519 712 819 222

11 — Fußwurzel-Mittelfußgelenke 519 518 919 818

14 — Interphalangealgelenke 514 217 914 317

15 — Mittelfuß-Zehengelenk (V) 594 312 814 212

17 — Würfelbein 394 812 944 212

22 — Hintere Kammer des unteren Sprunggelenks (Articulatio subtalaris) 594 317 814 217

24 — Wadenbein 598 317 919 817

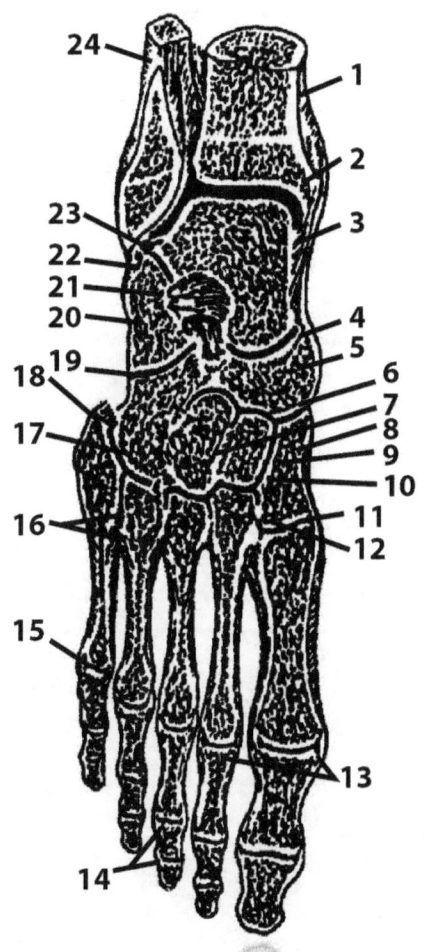

© Г. П. Грабовой 2002

© Г. П. Грабовой 2002

MUSKELSYSTEM 214 712 314 222

Abb. 96. Konzentrationen auf Zahlen
nach Muskelform 898 811 919 218:

A — spindelförmige Muskel 319 241 809 217

B — zweiköpfiger Muskel (Bizeps) 914 312 219 312

C — zweibäuchiger Muskel 214 318 914 718

D— Muskel mit Zwischensehnen 519 317 914 817

E — zweifach gefiederter Muskel 498 712 319 212

F— einfach gefiederter Muskel 519 314 219 814

1— Muskelbauch 594 312 814 212

2, 3— Muskelsehnen 598 317 918 227

4 — Zwischensehne 519 817 919 227

5 — verbindende Sehne 319 919 819 318

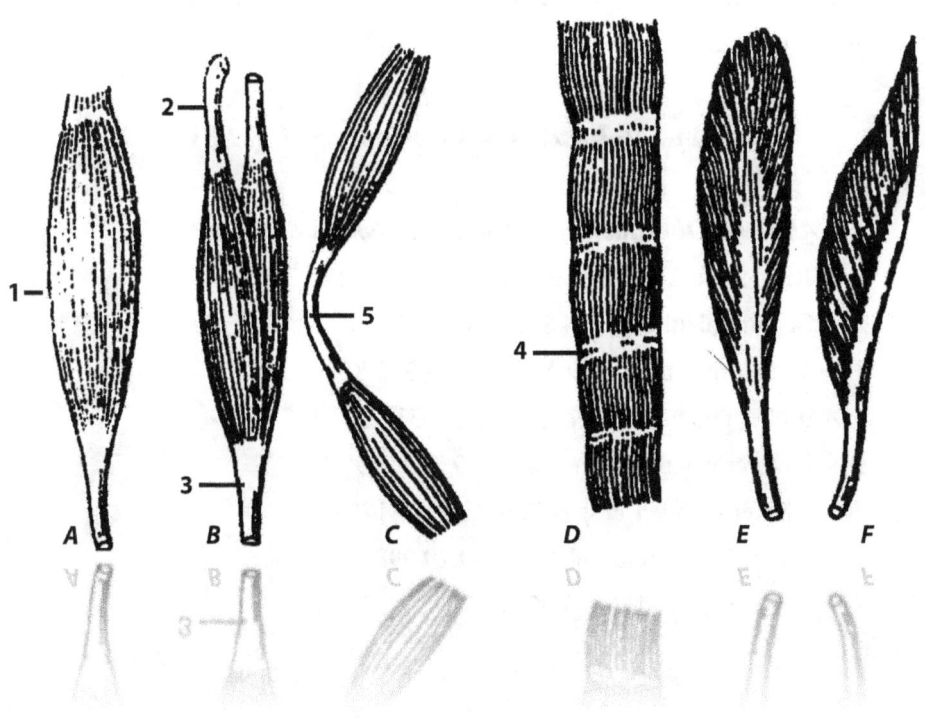

Die Konzentrationen auf Zahlen, welche die Form der Materie wiederherstellen, ermöglichen es, sich in solch einen geistigen Zustand hineinzuversetzen, welcher der Wiederherstellung der Form einzelner Organe und des gesamten Organismus entspricht.

Muskeln und Faszien des Rumpfes 514 312 814 212

Abb. 97. Oberflächliche Rückenmuskeln 819 314 914 812:

1 — Riemenmuskel des Kopfes 214 312 814 212

2 — Schulterblattheber 214 317 914 717

3 — kleiner rautenförmiger Muskel 519 312 819 212

4 — großer rautenförmiger Muskel 219 317 919 817

5 — hinterer unterer Sägemuskel 549 317 919 817

6 — Rücken-Lenden-Faszie 529 317 919 817

7 — breiter Rückenmuskel 429 318 829 998

8 — Trapezmuskel 421 317 921 817

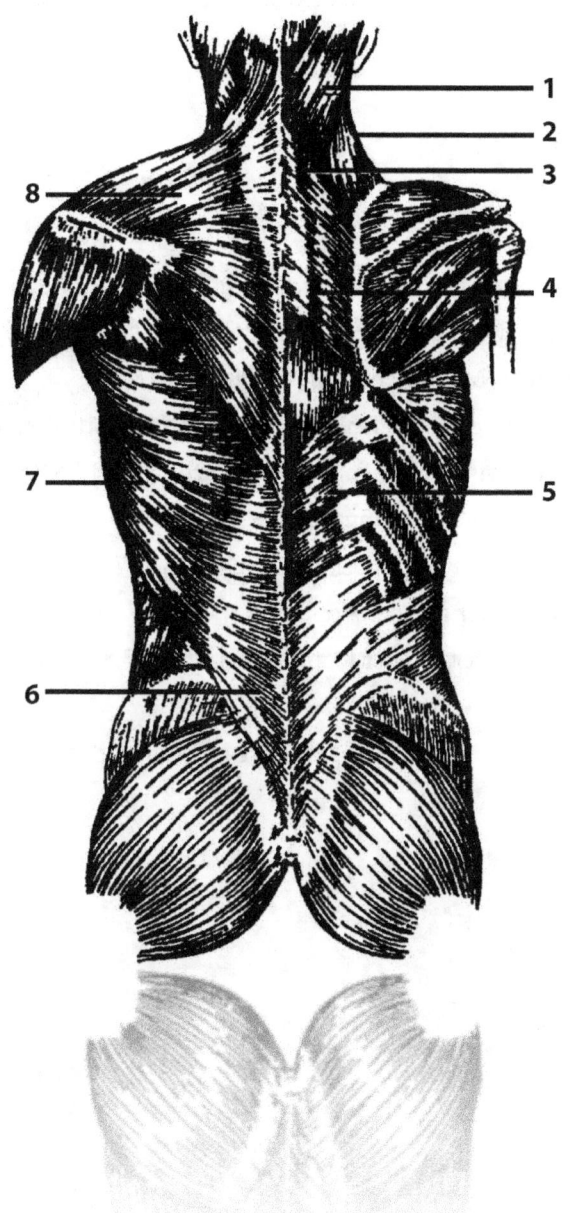

Abb. 98. Nackenmuskeln 531 814 212 814:

1 — Muskeln zwischen den Spitzen der unteren sechs Dornfortsätzen der Halswirbel (Mm. interspinales) 498 712 818 212

2 — Muskel zwischen vorderen und hinteren Querfortsätzen der unteren sechs Halswirbel (Mm.intertransversarii) 519 314 819 312

3 — unterer schräger Kopfmuskel 218 317 918 227

4 — oberer schräger Kopfmuskel 218 417 918 817

5 — großer hinterer gerader Kopfmuskel 419 317 819 227

6 — kleiner hinterer gerader Kopfmuskel 219 817 819 227

Rückenfaszien 214 718 314 888

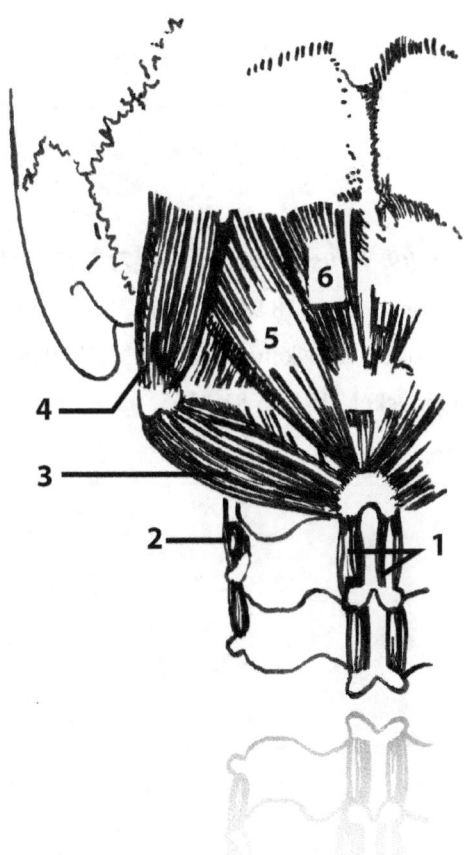

Abb. 99. Brustmuskeln 498 712 818 212:
1 — großer Brustmuskel 214 718 918 228
2 — kleiner Brustmuskel (Muskelumriß) 219 312 819 242
3 — vorderer Sägemuskel 219 475 819 355

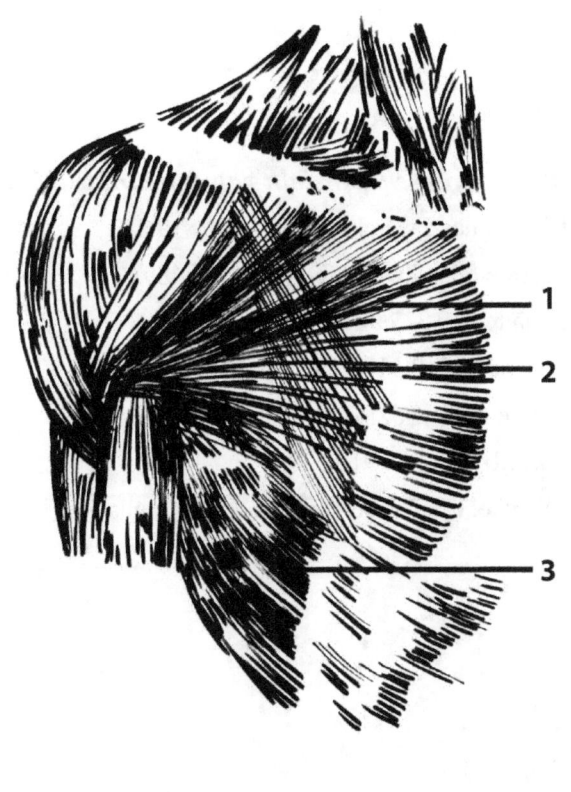

Abb. 100. Zwerchfell (Ansicht von unten) 219 289 228 317:

1 — Brustbeinteil des Zwerchfells 519 517 819 217

2, 10 — Rippenteil des Zwerchfells 214 312 489 212

3 — Sehnenplatte 519 317 919 217

4 — Hohlvenenloch 519 518 919 218

5 — Speiseröhrenschlitz 528 317 918 227

6 — Aortenschlitz 548 312 918 227

7, 8, 9 — Schenkel des Lendenteils des Zwerchfells 549 316 860 219

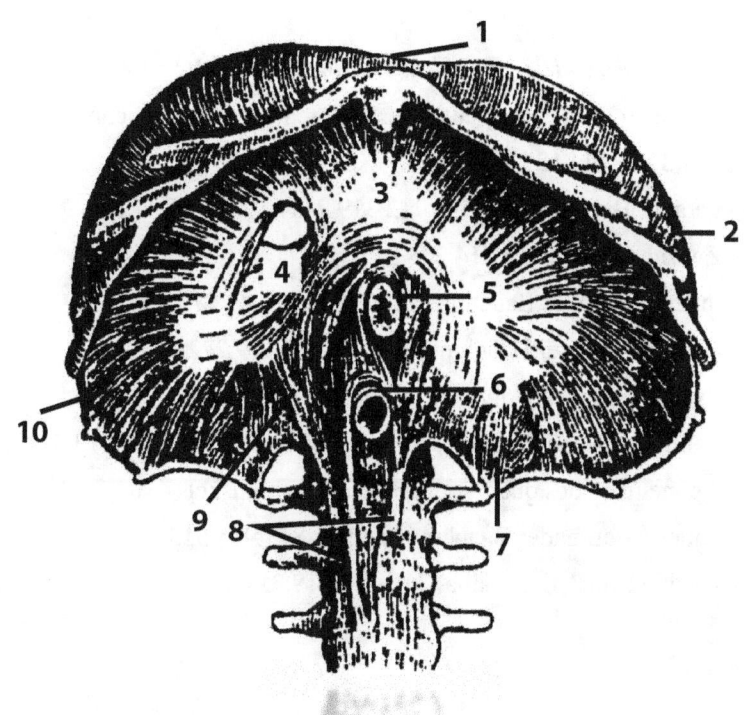

Abb. 101. Bauchmuskeln 517 318 917 918:

1 — Aponeurose (Sehnenplatte) des äußeren schrägen Bauchmuskels 914 312 814 212

2 — gerader Bauchmuskel 598 712 319 217

3 — Zwischensehne 528 714 328 917

4 — innerer schräger Bauchmuskel 398 217 818 417

5 — äußerer schräger Bauchmuskel 529 312 419 272

6 — Pyramidenmuskel 598 742 218 228

7, 8 — hintere Wand der geraden Bauchmuskelscheide 213 019 514 219

9 — Aponeurose des querverlaufenden Bauchmuskels 418 714 918 444

10 — querverlaufender Bauchmuskel 555 813 915 513

11 — weiße Linie (Linea alba) 319 481 219 321

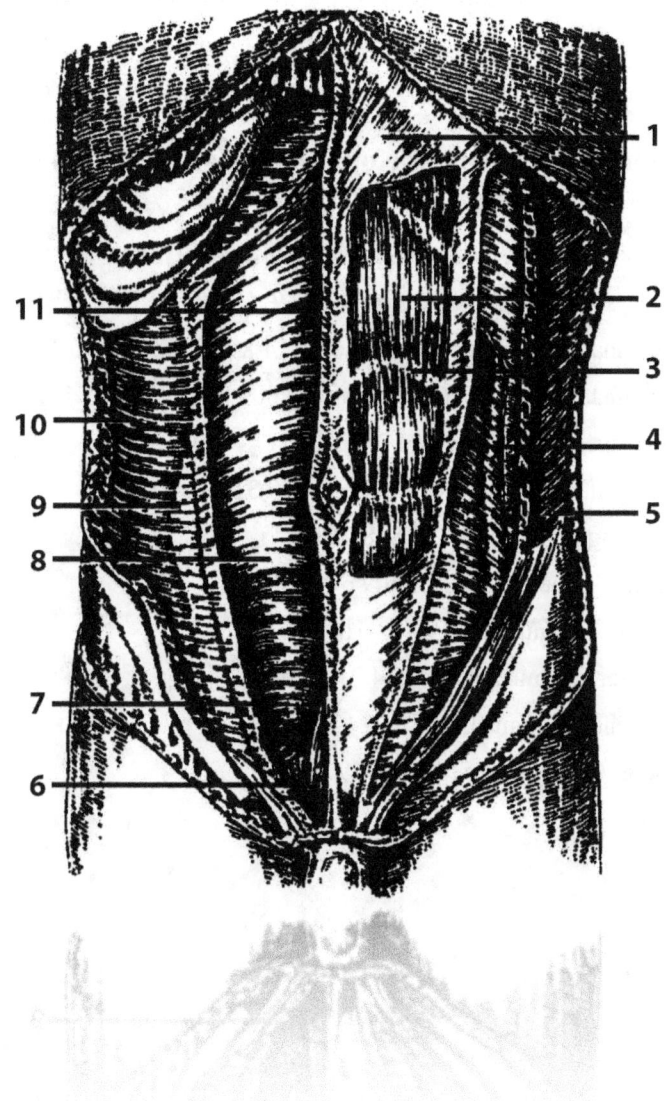

Muskeln und Faszien des Kopfes und Halses 219 214 419 314

Abb. 102. Oberflächliche mimische Muskeln des Kopfes 219 317 914 817:

1 — Sehnenhaube (Galea aponeurotica) 314 812 914 212

2 — Sehnenhaubenmuskel (M.epicranius) 009 812 214 312

3, 6, 7 — Augenringmuskel 214 317 914 217

4 — Stirnhautherabzieher (M.procerus) 829 312 714 712

5 — Mundringmuskel 548 321 818 221

8 — Schläfen-Scheitel-Muskel 409 641 219 741

9 — vorderer Ohrmuskel 519 312 518 222

10 — hinterer Ohrmuskel 548 314 214 317

11 — Sehnenhaubenmuskel 518 714 318 214

12 — oberer Ohrmuskel 519 812 919 912

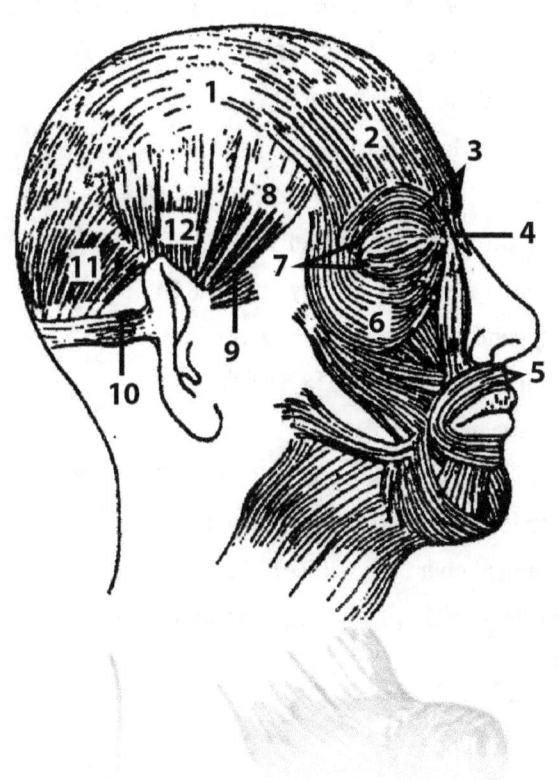

Abb. 103. Mimische Muskeln (Ansicht von vorne) 548 321 918 221:

1 — Mundwinkelheber 598 712 918 242

2 — Wangenmuskel 549 317 849 217

3 — Kaumuskel (Masseter) 598 712 918 212

4 — Kinnmuskel (M.mentalis) 314 312 814 212

5 — querverlaufender Kinnmuskel 519 712 819 212

6 — Hautmuskel des Halses (Platysma) 518 317 918 227

7 — Unterlippenherabzieher 521 319 221 919

8 — Mundwinkelherabzieher 518 519 318 919

9 — Lachmuskel 418 716 818 999

10 — großer Jochbeinmuskel 548 712 998 218

11 — kleiner Jochbeinmuskel 598 217 918 227

12 — Oberlippenheber 319 817 219 227

13 — Heber der Oberlippe und des Nasenflügels 419 227 299 327

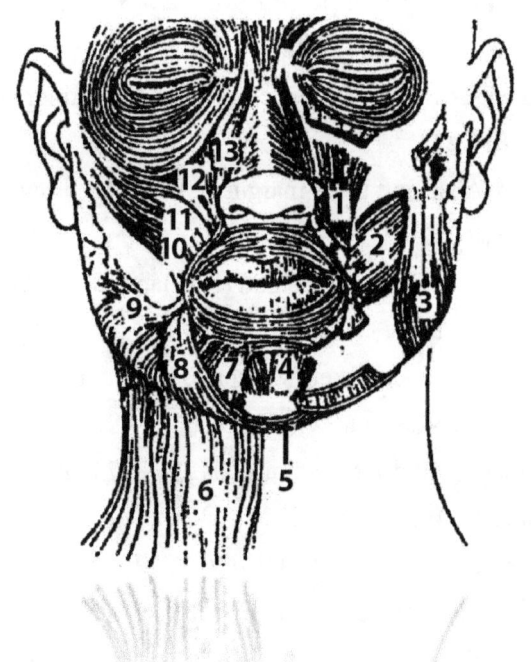

Abb. 104. Tiefe mimische Muskeln 328 721 428 919:

1 — Augenbrauenrunzler 512 428 912 728

2 — den Tränensack umschließender Teil des Augenringmuskels 319 742 819 222

3 — der äußere Abschnitt (Pars marginalis) des Mundringmuskels 548 232 619 722

4 — den Lippen anliegender Abschnitt (Pars labialis) des Mundringmuskels 428 713 918 523

5 — Nasenscheidewandmuskel (M.depressor septi nasi) 521 216 719 226

6 — Flügelteil des Nasenmuskels 428 921 321 481

7 — transversaler Teil des Nasenmuskels 219 317 819 228

8 — Nasenmuskel 498 712 518 232

9 — Augenbrauenherabzieher 514 217 914 217

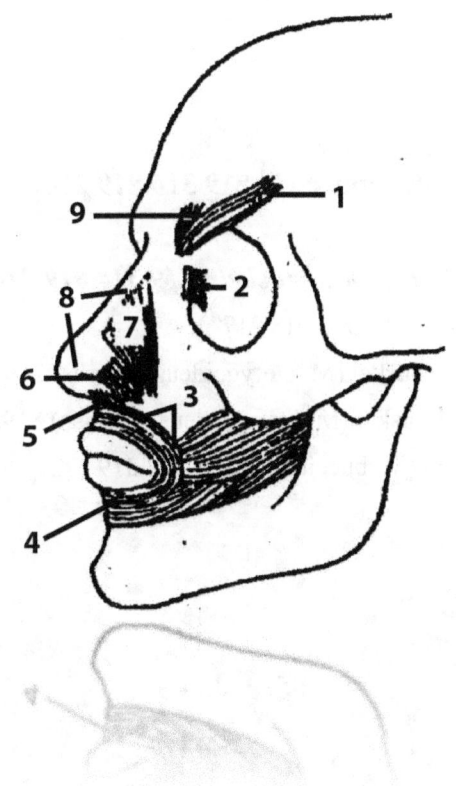

Kaumuskeln 519 314 819 214

Abb. 105. Kaumuskeln 519 314 819 214:
1 — Schläfenmuskel 218 317 918 217
2 — äußerer Flügelmuskel (M. pterygoideus lateralis) 219 214 319 214
3 — innerer Flügelmuskel (M. pterygoideus medialis) 819 912 314 272
4 — Wangenmuskel (M. buccinator) 518 222 319 272

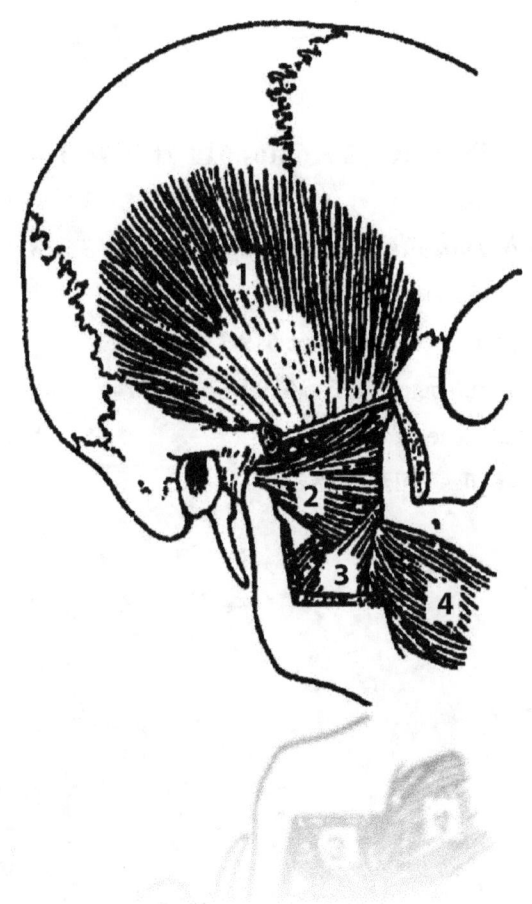

Faszien des Kopfes 519 718 218 314

Abb. 106. Faszien des Kopfes 519 718 218 314:
1 — Schläfenfaszie 319 814 919 214
2 — tiefes Blatt der Schläfenfaszie 519 312 919 212
3 — Faszie der Ohrspeicheldrüse 519 814 719 314
4 — Kaumuskelfaszie 514 312 814 212
5 — Hautmuskel des Halses 538 312 918 712

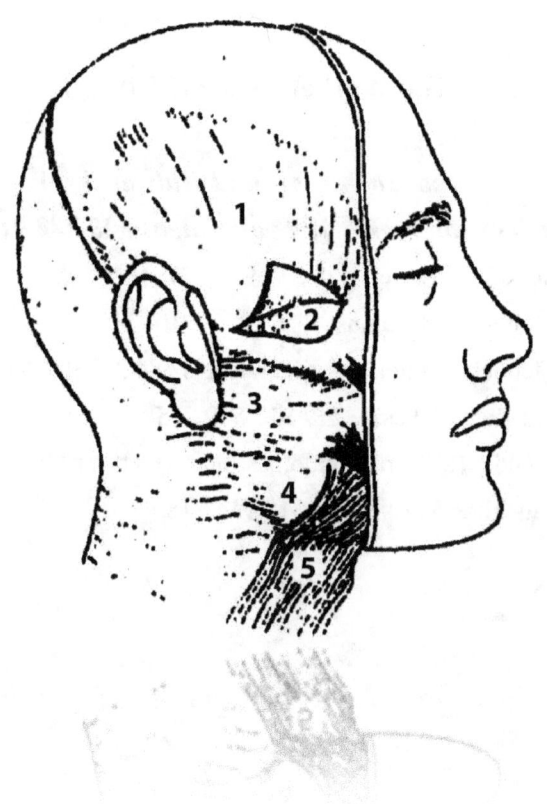

Halsmuskeln 548 007 998 227

*Abb. 107. Kopf- und Halsmuskeln
(Ansicht von rechts und von unten) 528 342 918 712:*

1 — Kaumuskel (Masseter) 428 317 918 227

2 — tiefer Anteil des Kaumuskels 574 321 914 211

3 — oberflächlicher Anteil des Kaumuskels 584 312 984 212

4 — Wangen-Rachen-Faszie 217 317 519 715

5 — Kopfwender (M.sternocleidomastoideus) 548 712 218 312

6 — zweibäuchiger Muskel 214 318 914 718

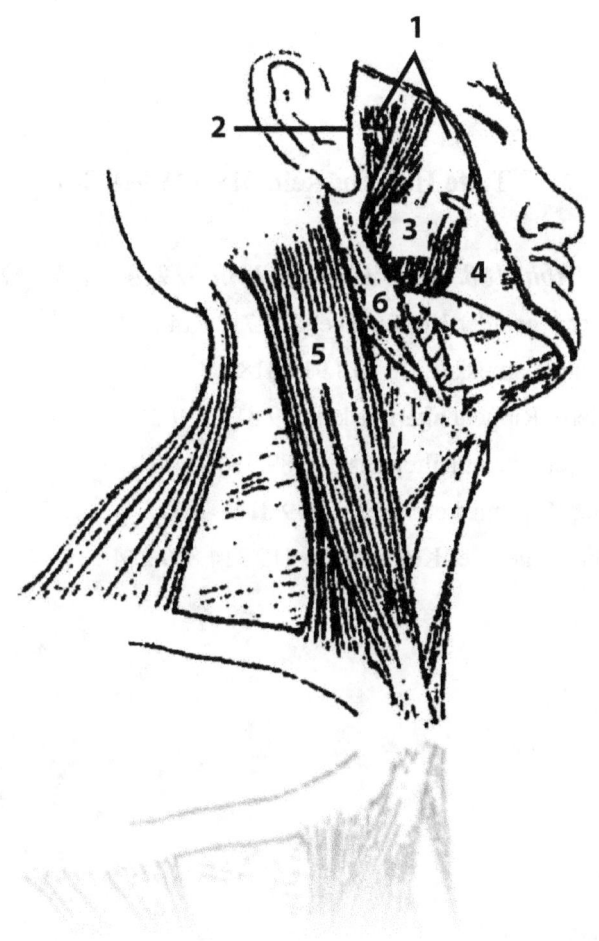

Tiefe Halsmuskeln 819 341 919 841

Abb. 108. Tiefe Halsmuskeln 819 341 919 841:
1 — vorderer gerader Kopfmuskel 214 712 814 312
2 — langer Halsmuskel 213 418 913 818
3 — vorderer Rippenhaltermuskel 319 812 919 212
4 — mittlerer Rippenhaltermuskel 489 316 718 916
5 — langer Kopfmuskel 519 817 319 817
6 — seitlicher gerader Kopfmuskel 519 314 819 214

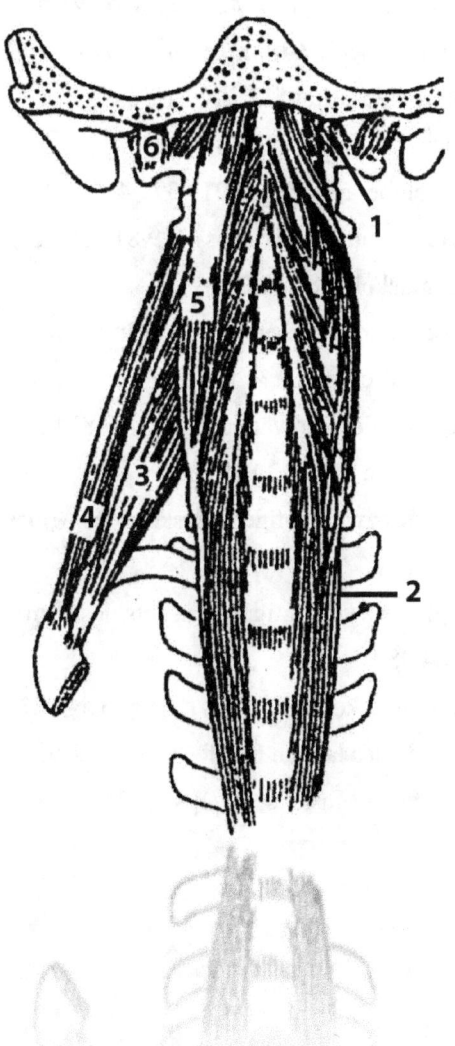

Muskeln und Faszien der oberen Extremität 219 314 819 914

Abb. 109. Muskeln des Schultergürtels und der oberen Extremität (Ansicht von vorne) 498 711 598 321:

1 — Unterschulterblattmuskel 519 312 219 282

2 — großer runder Muskel 459 321 989 721

3 — Rabenschnabeloberarmmuskel 219 371 419 871

4 — dreiköpfiger Armmuskel (Trizeps) 419 812 599 322

5, 10 — Oberarmmuskel 548 321 718 211

6 — Oberarmknochenkopf des runden Einwärtsdrehers 598 317 819 217

7 — runder Einwärtsdreher 519 314 819 214

8 — Ellenkopf des runden Einwärtsdrehers 919 814 319 214

9 — flache Bizepssehne 428 312 818 512

11 — langer Kopf des zweiköpfigen Muskels des Armes (Bizeps) 519 817 919 017

12 — kurzer Kopf des zweiköpfigen Muskels des Armes (Bizeps) 584 712 584 389

13 — zweiköpfiger Muskel des Armes (Bizeps) 549 817 319 217

14 — Sehnenscheide des langen Kopfes (Vagina tendinis intertubercularis) des zweiköpfigen Muskels (Bizeps) 214 987 914 317

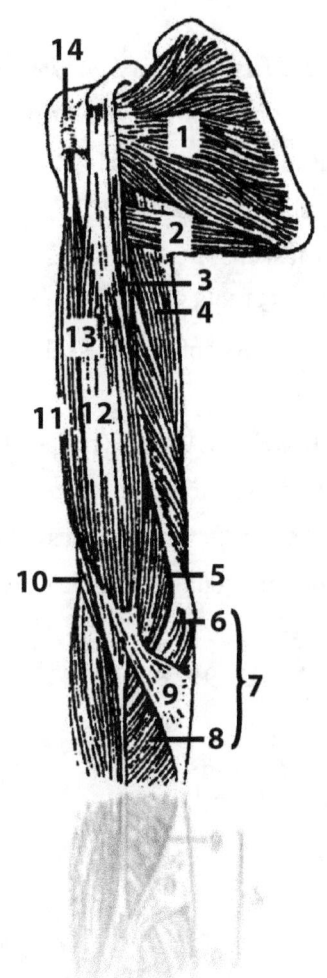

Abb. 110. Muskeln des Schultergürtels und der oberen Extremität (Ansicht von hinten) 519 312 819 289:

1 — Obergrätenmuskel 312 214 812 514

2 — Untergrätenmuskel 598 712 918 222

3 —kleiner runder Muskel 555 333 918 433

4 — Deltamuskel 598 371 888 911

5 — lateraler Kopf des dreiköpfigen Muskels des Armes (Trizeps) 598 909 913 718

6 — dreiköpfiger Muskel des Armes (Trizeps) 419 812 599 322

7, 9 — medialer Kopf des dreiköpfigen Muskels des Armes 529 382 728 814

8 — Ellenbogenhöckermuskel (M.anconeus) 517 214 917 814

10 — langer Kopf des dreiköpfigen Muskels des Armes (Trizeps) 512 718 912 229

11 — großer runder Muskel 919 813 914 312

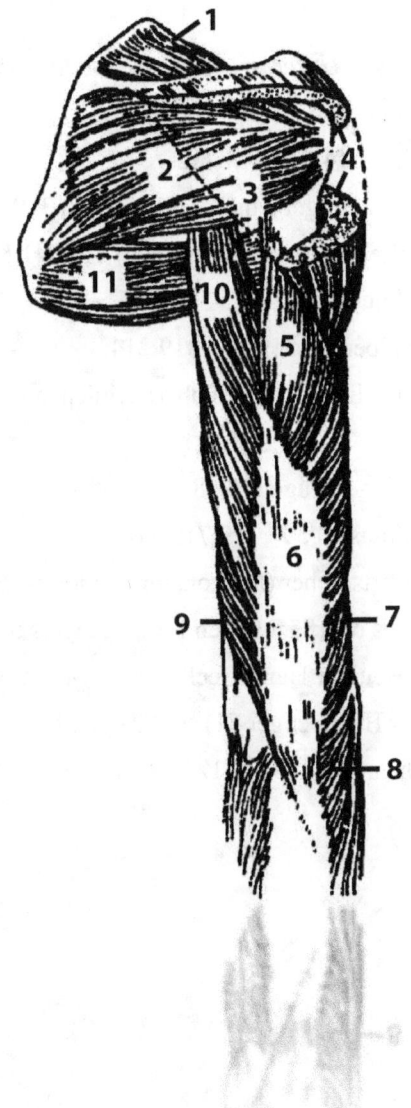

Abb. 111. Muskeln des Unterarmes (Vorderseite) 519 317 819 217:
A — oberflächliche Muskeln:
1 — flache Bizepssehne 514 312 814 712
2 — Bizepssehne (zweiköpfiger Muskel des Armes) 319 812 919 912
3 — runder Einwärtsdreher (M. pronator teres) 419 841 899 541
4 — langer Hohlhandmuskel 498 715 318 225
5 — ellenseitiger Handbeuger 519 314 819 214
6 — Oberarmknochen-Ellen-Kopf des oberflächlichen Fingerbeugers 513 819 913 514
7 — oberflächlicher Fingerbeuger 319 811 919 891
8 — kurzer Hohlhandmuskel 598 319 719 818
9 — viereckiger Einwärtsdreher (M.pronator quadratus) 519 317 918 517
10 — Speichenkopf des oberflächlichen Fingerbeugers 598 317 588 817
11 — langer speichenseitiger Handstrecker 598 214 319 814
12 — speichenseitiger Handbeuger 511 408 219 319
13 — Oberarmspeichenmuskel 914 312 814 212

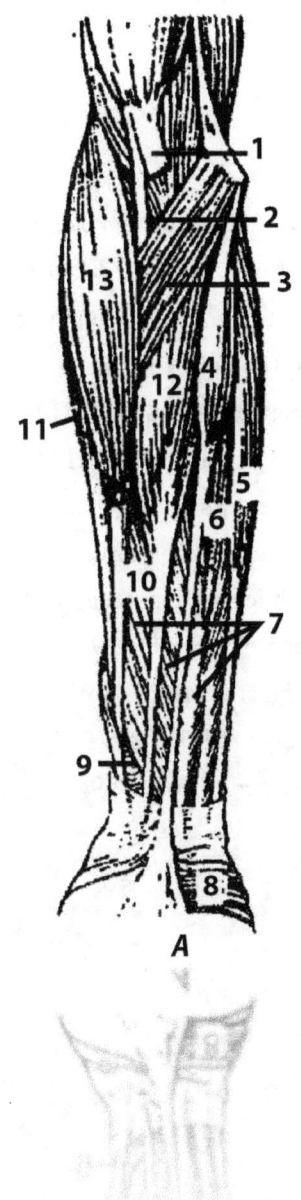

A

*Abb. 112. Muskeln der rechten Hand
(Ansicht von vorne) 214 717 814 327:*

1 — Halteband der Beugesehnen (Retinaculum flexorum) 519 321 019 614

2 — Kleinfingerspreizer 318 912 818 006

3 — kurzer Kleinfingerbeuger 519 388 498 514

4 — Sehnen des tiefen Fingerbeugers 588 317 918 777

5 — Kleinfingergegensteller 988 888 314 007

6 — wurmförmige Handmuskeln 568 721 328 521

7 — Sehnen des oberflächlichen Fingerbeugers 598 712 899 422

8 — Daumenheranzieher 599 712 899 329

9 — Sehne des langen Fingerbeugers 548 916 379 816

10 — kurzer Daumenbeuger 898 317 879 917

11 — kurzer Daumenspreizer 389 671 899 211

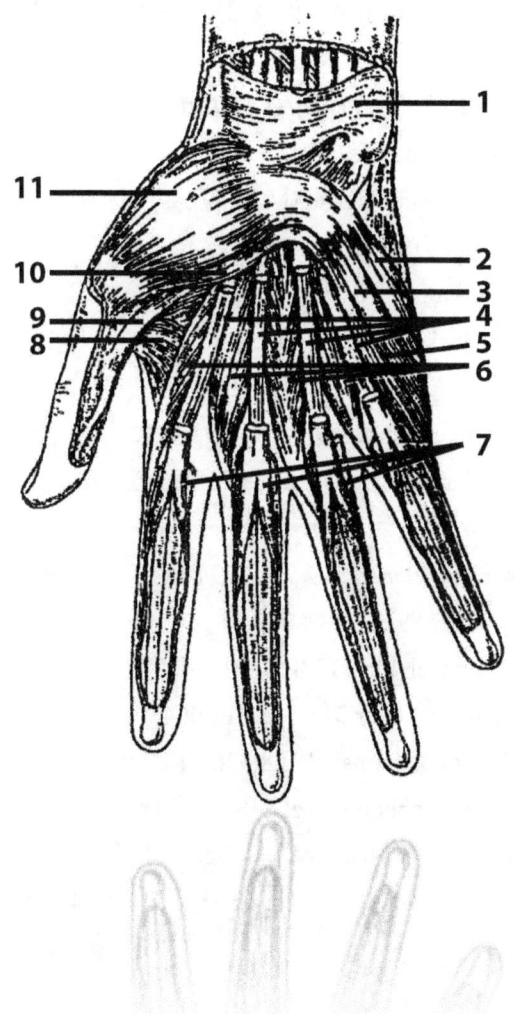

Muskeln der unteren Extremitäten 514 311 914 527

Beckenmuskeln 298 317 919 817

Abb. 113-A. Muskeln der unteren Extremitäten 528 317 918 787:
A — Ansicht von vorne:
1 — Lenden-Darmbein-Muskel (M.iliopsoas) 319 311 919 811
2 — Kammmuskel 519 712 918 412
3 — langer Adduktor 519 312 819 712
4 — schlanker Muskel 319 042 219 822
5 — Schneidermuskel 899 389 919 388
6 — medialer breiter Muskel 988 091 891 491
7 — Sehne des vierköpfigen Oberschenkelmuskels (M.quadriceps femoris) 514 517 814 317
8 — Band des Kniegelenks 519 514 319 814
9 — Wadenmuskel 589 319 814 228
10 — Schollenmuskel 498 513 818 933
11 — langer Zehenstrecker 318 512 818 064
12 — langer Wadenbeinmuskel 528 426 918 726
13 — vorderer Schienbeinmuskel 548 717 318 917
14 — äußerer breiter Muskel 548 964 328 744
15 — gerader Muskel des Oberschenkels 589 371 841 218

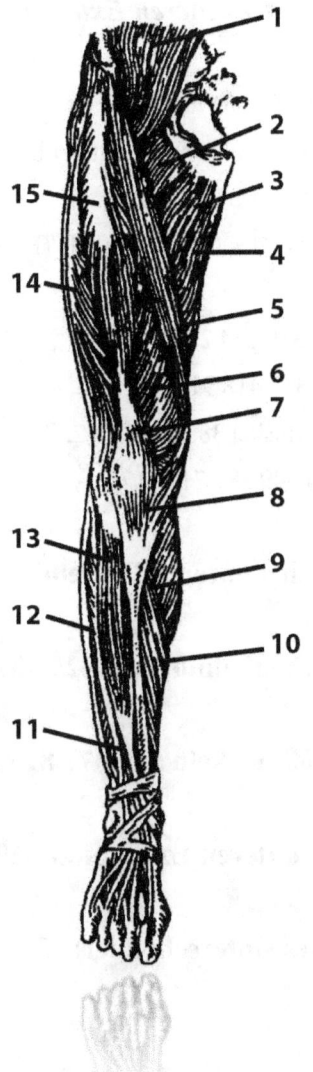

Abb. 113-B. Muskeln der unteren Extremitäten 528 317 918 787:

B — Ansicht von hinten:

1 — großer Gesäßmuskel 514 317 814 227

2 — Darmbein-Schienbein-Trakt (Abschnitt der breiten Faszie des Oberschenkels) 219 371 819 511

3 — zweiköpfiger Muskel des Oberschenkels (Bizeps femoris) 598 617 329 817

4 — Wadenmuskel 589 319 814 228

5 — Achillessehne 598 317 418 917

6 — halbmembranöser Muskel 388 427 918 227

7 — Halbsehnenmuskel 549 381 714 817

Muskeln der freien unteren Extremität 319 715 819 555

Unterschenkelmuskeln 329 481 918 511

Fußmuskeln 519 371 819 511

Faszien der unteren Extremität 529 377 429 879

Faszien des Unterschenkels 539 427 819 677

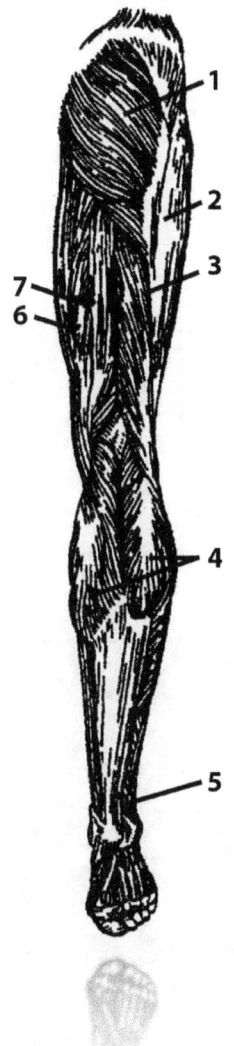

© Г. П. Грабовой 2002

INNERE ORGANE 523 000 898 111

Verdauungssystem 541 928 741 588

Abb. 114. Verdauungstrakt 514 388 914 888:

1 — Rachen 519 987 319 427

2 — Speiseröhre 598 381 698 711

3 — Magen 898 898 478 213

4 — Übergang vom Magen zum Zwölffingerdarm 598 513 998 719

5 — Übergang des Zwölffingerdarms zum Leerdarm 214 511 819 311

6 — Leerdarm 548 714 318 215

7 — absteigender Dickdarm 248 389 428 999

8 — S-förmiger Dickdarm 319 812 519 427

9 — Mastdarm (Rectum) 598 714 898 314

10 — Wurmfortsatz (Appendix) 529 317 899 228

11 — Krummdarm 394 897 594 377

12 — Blinddarm 519 489 319 788

13 — aufsteigender Dickdarm 599 213 988 713

14 — Zwölffingerdarm 589 608 488 914

Mundhöhle 891 000 499 887

Munddrüsen 319 841 519 811

Rachen 398 715 918 455

Speiseröhre 214 317 988 578

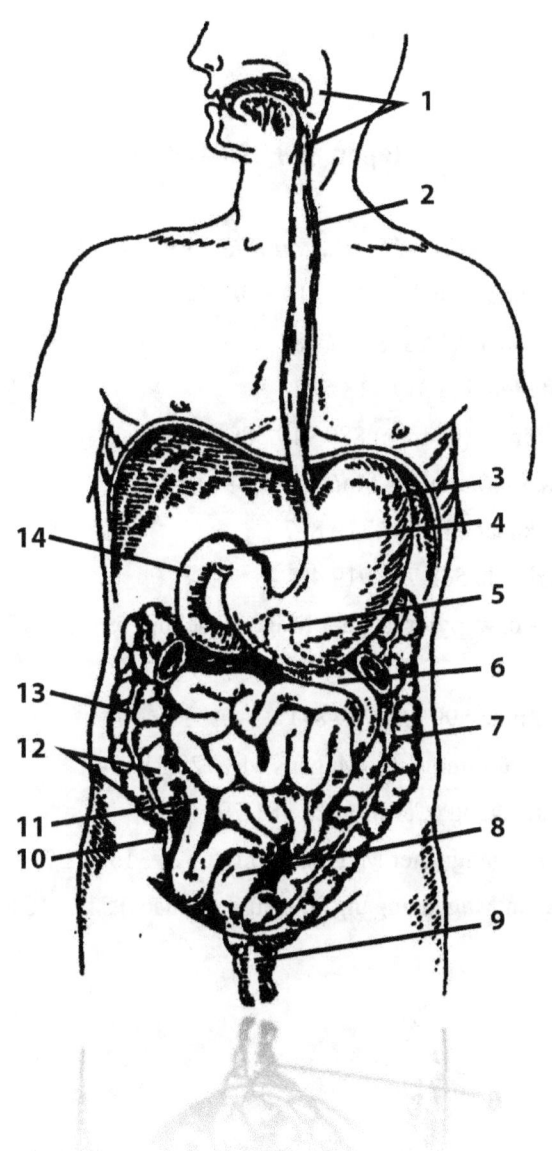

Magen 898 898 478 213

Abb. 115. Magen 898 898 478 213:

1 — Magengrund (Fundus) 898 319 899 214
2 — vordere Wand 514 878 917 887
3 — Magenfalten 598 317 918 527
4 — Magenkörper (Corpus) 889 919 389 418
5 — große Krümmung des Magens 489 981 948 513
6 — Pförtnerkanal 518 917 319 877
7 — Pförtnerhöhle 548 711 919 411
8 — pförtner- bzw. pylorusnaher Magenabschnitt 591 488 791 888
9 — Knick (Incisura angularis) 596 317 549 817
10 — Magenrinne 599 481 799 811
11 — kleine Krümmung des Magens 418 728 319 348
12 — Mageneingang (Cardia) 528 481 798 711
13 — mageneingangnaher Magenabschnitt 521 316 891 714
14 — Knick am Mageneingang (Incisura cardiaca) 517 916 815 322

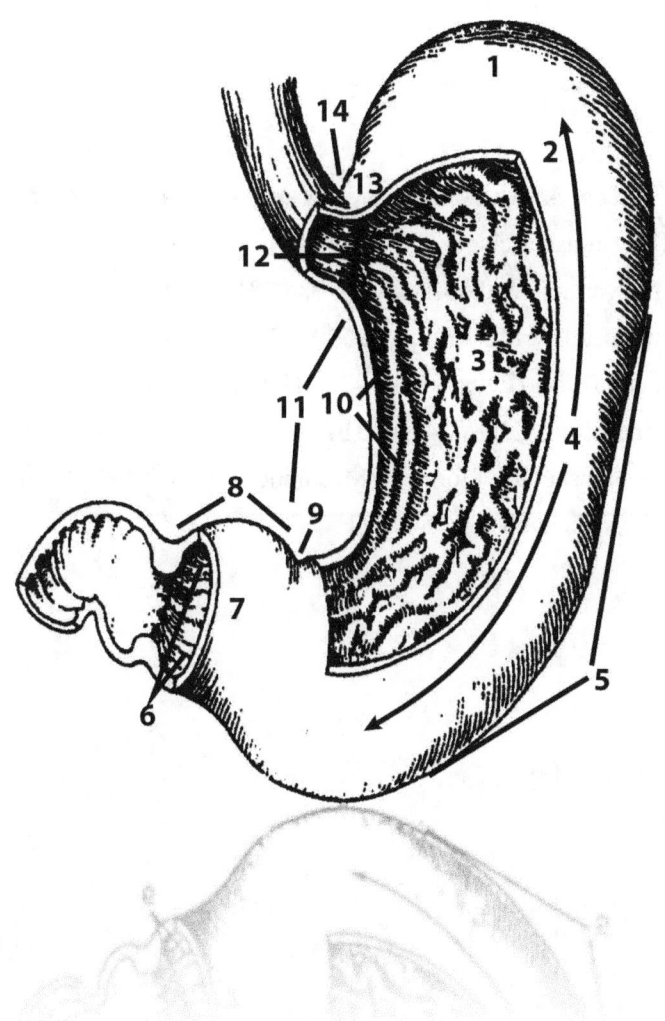

Abb. 116. Muskelschicht des Magens 4981 516 018 329:
1, 8 — Längsmuskelschicht 599 891 799 811
2 — schräg verlaufende Muskelfasern 534 981 814 917
3, 4 — ringförmiger Muskelschicht 599 317 819 417
5 — Magenpförtner (Pylorus) 598 421 918 511
6 — Pförtneröffnung 598 714 818 314
7 — Schließmuskel des Pförtners (M. sphincter pylori) 598 714 918 324
9 — Muskelschicht 584 321 844 711

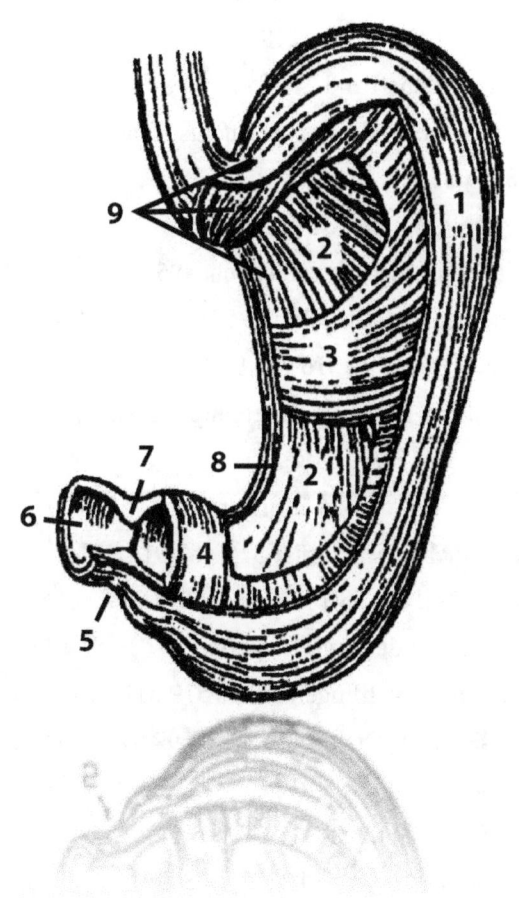

Dünndarm 528 317 428 717

Leber, Zwölffingerdarm, Bauchspeicheldrüse 219 214 319 714

Abb. 117. Leber, Zwölffingerdarm, Bauchspeicheldrüse 219 214 319 714:

1 — linkes Dreieckband 519 617 919 817
2 — linker Leberlappen 988 411 218 217
3 — sichelförmiges Leberband 214 311 714 811
4 — gemeinsamer Lebergallengang (Ductus hepaticus communis) 914 311 814 019
5 — Bauchspeicheldrüse 589 317 919 877
6 — Hauptgallengang (Ductus choledochus) 599 381 989 391
7 — Schwanz der Bauchspeicheldrüse 898 429 719 482
8 — Bauchspeichelgang 599 316 739 928
9 — Zwölffingerdarm-Leerdarm-Übergang (Flexur) 214 279 881 319
10 — Leerdarm 519 718 919 818
11 — aufsteigender Teil des Zwölffingerdarmes 591 477 391 817
12 — Kopf der Bauchspeicheldrüse 319 487 914 917
13 — horizontaler Teil des Zwölffingerdarmes 519 314 819 414
14 — absteigender Teil des Zwölffingerdarms 019 819 319 417
15 — oberer Teil des Zwölffingerdarmes 519 811 919 311
16 — Gallenblasengang (Ductus cysticus) 599 811 919 891
17 — Gallenblase 918 712 418 912
18 — rechtes Dreieckband 588 918 319 819
19 — Kronenband der Leber 514 312 914 812
20 — rechter Leberlappen 519 317 914 817

Dickdarm 591 488 898 217

Bauchhöhle und Bauchfell (Peritoneum) 598 123 098 719

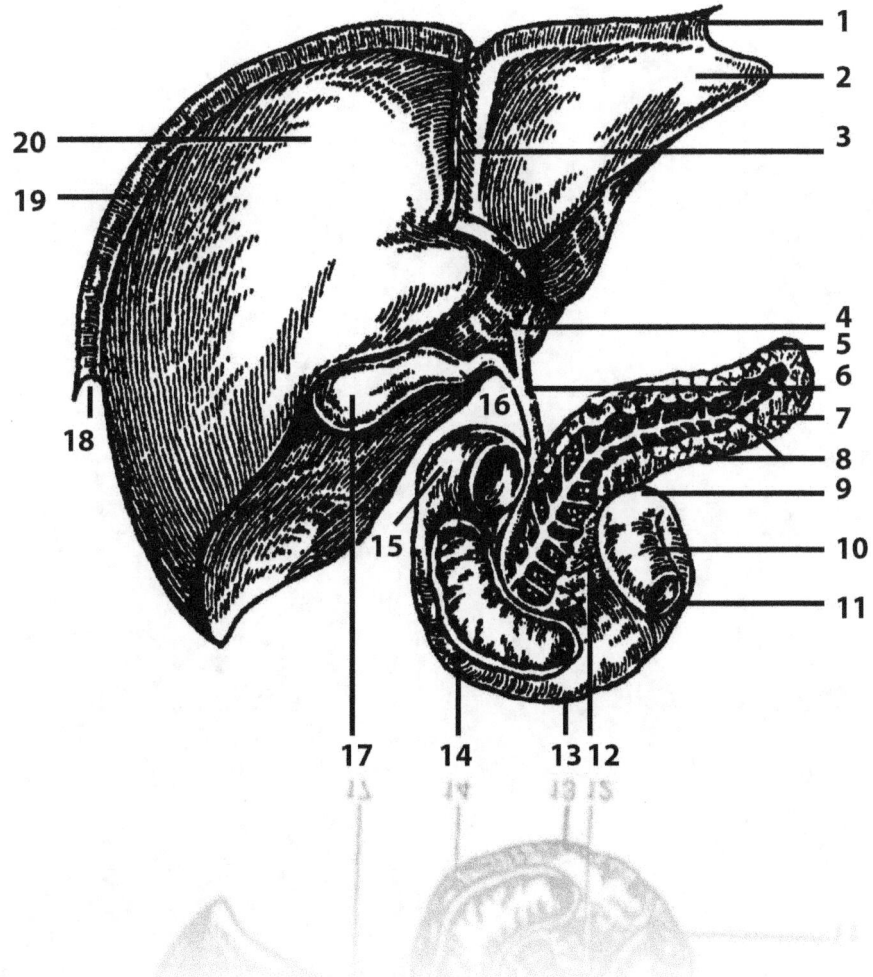

© Г. П. Грабовой 2002

Atmungssystem 598 788 428 317

Nasenhöhle 214 711 898 219

Kehlkopf (Larynx) 291 891 419 391

Kehlkopfknorpel 529 319 489 518
Kehlkopfmuskeln 594 318 719 214
Kehlkopfhöhle 581 398 421 898

Abb. 118. Kehlkopfhöhle (frontale Ansicht) 519 314 819 217:

1 — Kehldeckel 214 317 814 817

2 — Kehldeckelhöckerchen 219 329 814 718

3 — Vorhof des Kehlkopfes 519 481 299 811

4 — Taschenfalte des Vorhofs (Plica vestibularis) 599 016 719 317

5 — Kehlkopftasche (Ventriculus laryngis) 528 391 919 811

6 — Stimmlippe 598 718 319 421

7 — Schildknorpel 588 421 388 711

8 — Stimmritze 528 742 318 014

9 — unterer Kehlkopfinnenraum (Cavitas infraglottica) 514 781 910 094

10 — Innenraum der Luftröhre 298 719 488 919

11 — Ringknorpel 584 317 589 307

12 — seitlicher Ringknorpel-Stellknorpel-Muskel 219 387 919 227

13 — Stimm-Muskel 594 817 914 919

14 — Schildknorpel-Stellknorpel-Muskel 513 819 014 912

15 — Spalt zwischen den Taschenfalten des Kehlkopfvorhofs
598 741 998 328

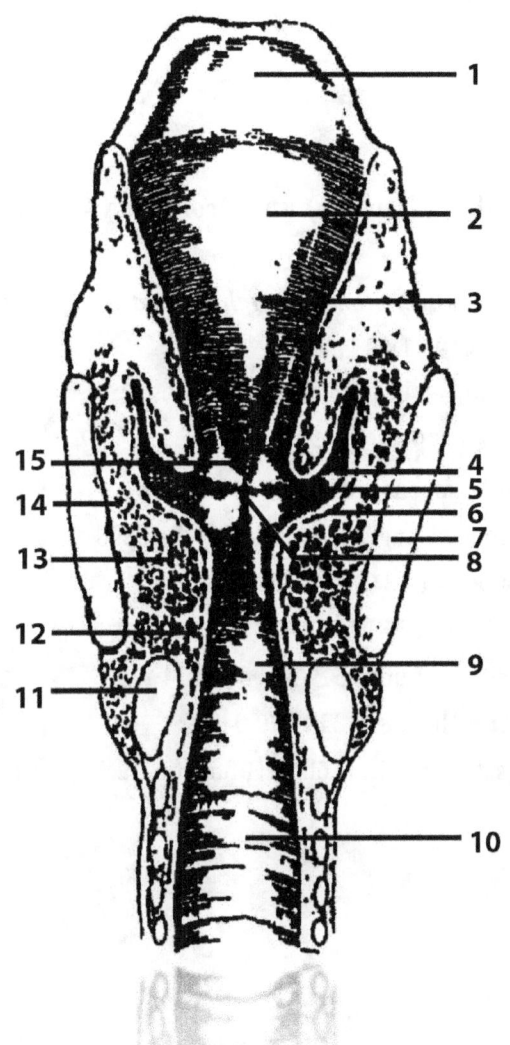

© Г. П. Грабовой 2002

Luftröhre (Trachea) und Bronchien 428 714 008 914

Abb. 119. Luftröhre, Stammbronchien und Lungen 891 321 511 981:
1 — Luftröhre 429 318 919 888
2 — Lungenspitze 598 712 918 212
3 — Oberlappen 529 312 547 399
4 a — schräge Lungenspalte 498 712 818 918
4 b — horizontale Lungenspalte 819 321 918 898
5 — Unterlappen 214 318 718 912
6 — Mittellappen 519 812 919 422
7 — Herzbucht der Lunge 519 514 319 814
8 — Stammbronchien 819 314 899 049
9 — Teilungsstelle der Luftröhre (Bifurcatio tracheae) 514 518 314 818

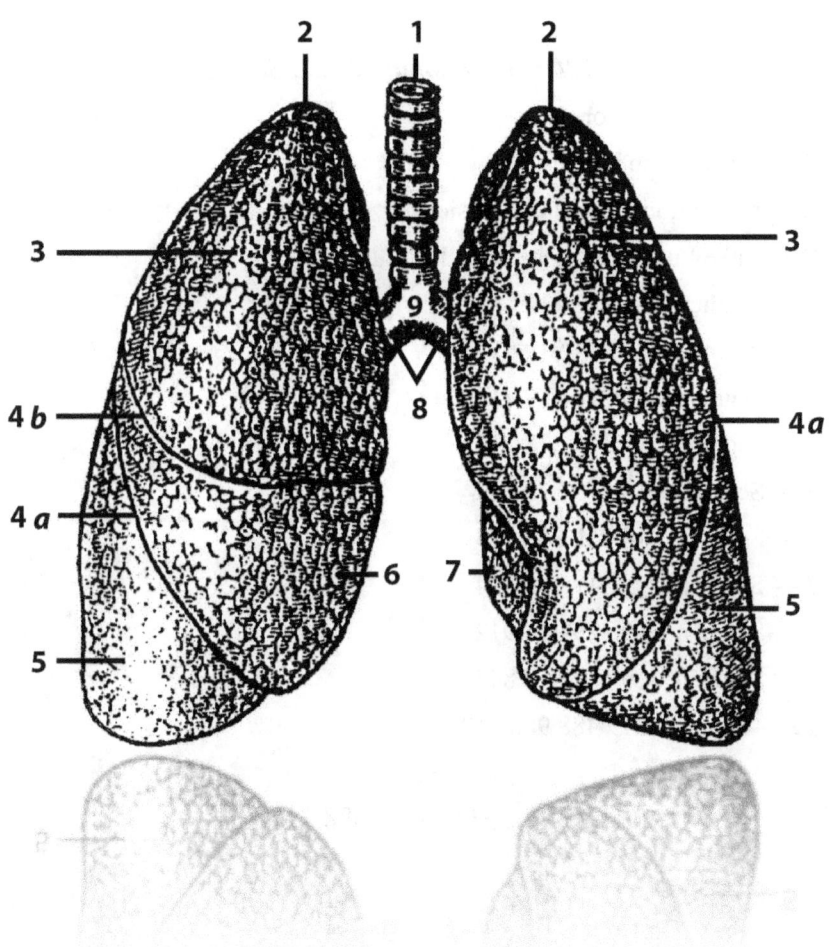

Lungen 519 418 319 818

Abb. 120. Bronchopulmonale Segmente:

A — Ansicht von vorne

B — Ansicht von hinten

C — rechte Lunge (seitliche Ansicht)

D — linke Lunge (seitliche Ansicht)

1 — Segment 914 818 312 898

2 — Segment 319 814 919 914

3 — Segment 219 318 919 818

4 — Segment 519 319 818 214

5 — Segment 918 319 819 212

6 — Segment 314 819 888 915

7 — Segment 219 319 812 794

8 — Segment 319 419 898 912

9 — Segment 319 892 219 844

10 — Segment 319 488 988 210

Pleura und Mittelfell 898 315 428 188

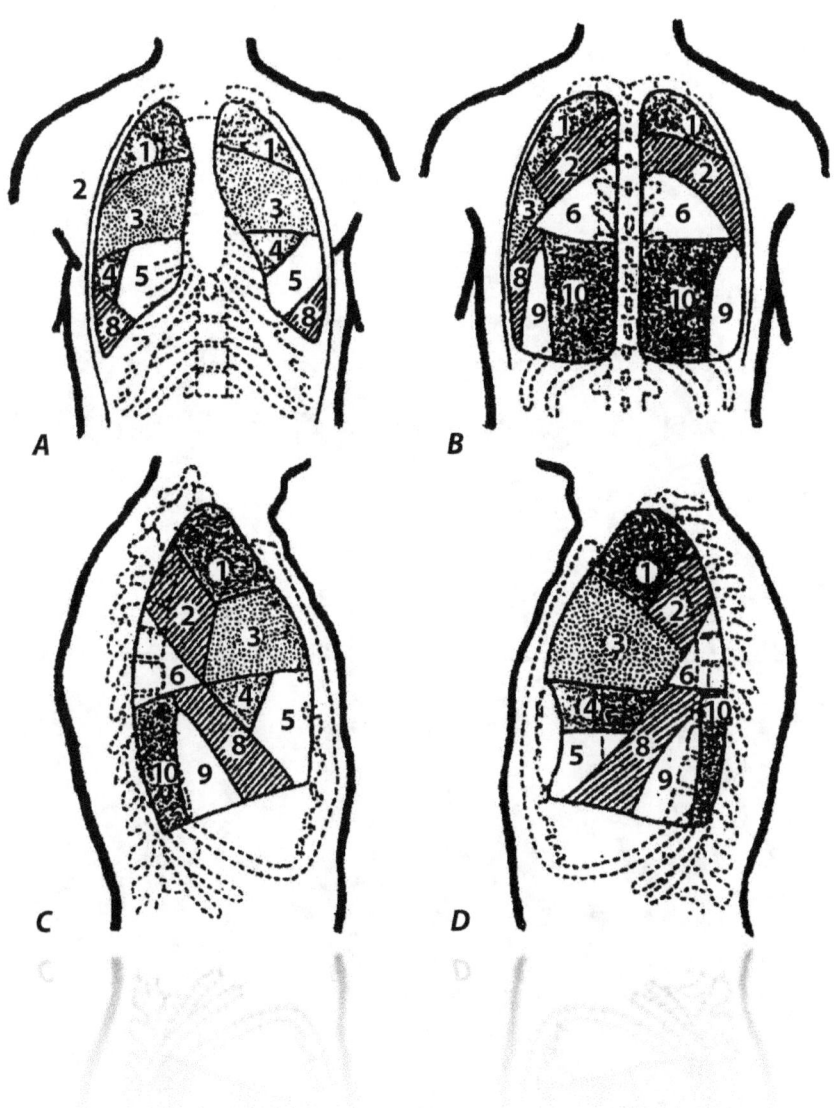

© Г. П. Грабовой 2002

© Г. П. Грабовой 2002

Urogenitalsystem 898 398 412 842

Niere 289 391 814 216

Abb. 121. Rechte Niere (frontale Ansicht) 289 391 814 216:

1 — Nierenrinde 912 898 949 319
2 — Nierenmark 598 716 399 008
3 — Nierenpapillen 519 377 918 227
4 — Nierensäulen 594 312 898 714
5 — bindegewebige Nierenkapsel 980 841 218 329
6 — kleine Nierenkelche 589 326 799 816
7 — Harnleiter 498 712 989 322
8 — großer Nierenkelch 989 217 519 487
9 — Nierenbecken 928 899 499 711
10 — Nierenvene 518 914 319 528
11 — Nierenarterie 198 711 298 241
12 — Markpyramide 539 871 491 001

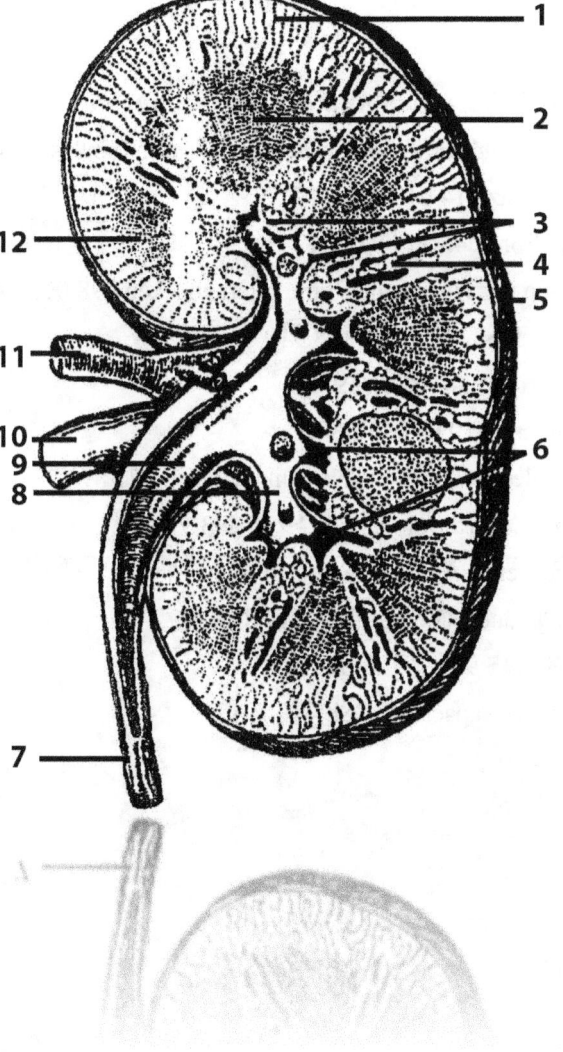

Abb. 122. Aufbau und Blutversorgung des Nephrons:

1 — distales gewundenes Nierenkanälchen (distaler Tubulus) 814 988 719 081

2 — Kapillarnetz 214 718 918 317

3 — Sammelrohr 548 219 317 917

4 — Richtung des Harnsflußes zum Nierenbecken 298 017 498 498

5 — Henle-Schleife 518 319 888 910

6 — Nierenarterie 541 890 719 019

7 — Nierenvene 519 017 312 898

8 — proximales gewundenes Nierenkanälchen 571 898 714 557

9 — zuführende Arteriole 889 014 219 893

10 — wegführende Arteriole 890 014 318 714

11 — Gefäßknäuel (Glomerulus) 519 891 249 318

12 — Venole 213 984 791 248

13 — Bowman-Kapsel 298 788 489 791

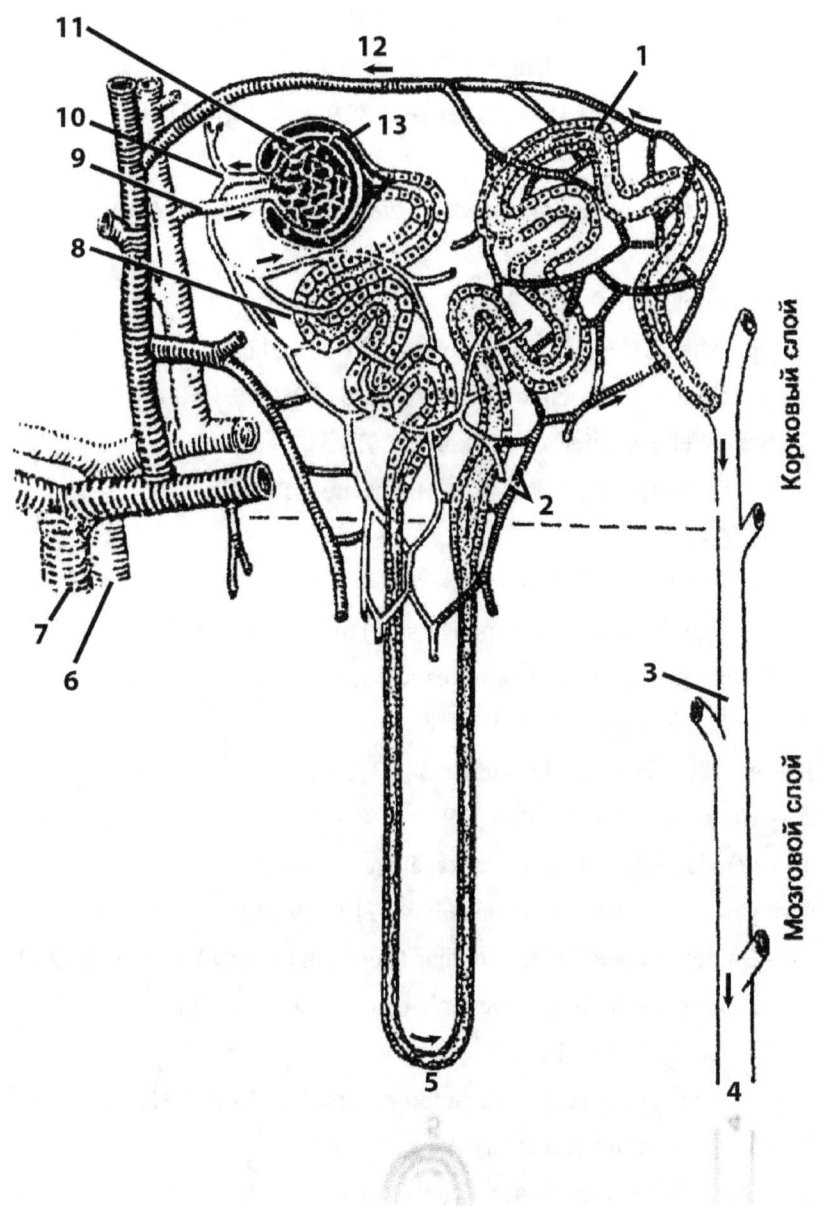

Männliche Geschlechtsorgane 519 007 898 367
Harnleiter (Ureter) 214 312 810 008
Blase 219 389 998 419
Harnröhre (Urethra) 329 487 948 216

Abb. 123. Innere und äußere männliche Geschlechtsorgane:

1 — Blase 219 389 998 419

2 — Samenblase 519 317 898 487

3 — Spritzkanal (Ductus ejaculatorius) 591 488 011 228

4 — membranöser Abschnitt der Harnröhre 319 487 919 008

5 — Schenkel des Gliedschwellkörpers 819 317 919 847

6 — zwiebelartige Verdickung des Harnröhrenschwellkörpers 528 719 048 317

7 — Samenleiter 398 755 819 455

8 — Schwellkörper (Corpus spongiosum) 398 787 914 321

9 — Gliedschwellkörper (Corpus cavernosum) 598 721 598 311

10 — Nebenhoden 519 488 299 318

11 — abführende Hodenkanälchen 548 371 818 211

12 — Hodennetz 938 729 488 219

13 — gerade verlaufende Samenkanälchen 419 871 989 311

14 — gewundene Samenkanälchen 498 712 819 212

15 — Bindegewebehülle des Hodens (Tunica albuginea) 319 817 919 217

16 — unterer Abschnitt des Samenleiters 519 891 499 217

17 — Eichel 528 714 314 712

18 — Cowper-Drüse (Glandula bulbo-urethralis) 519 712 419 812

19 — Vorsteherdrüse (Prostata) 498 714 918 214

20 — Samenleiterampulle 418 918 971 998

21 — Harnleiter (Ureter) 214 312 810 008

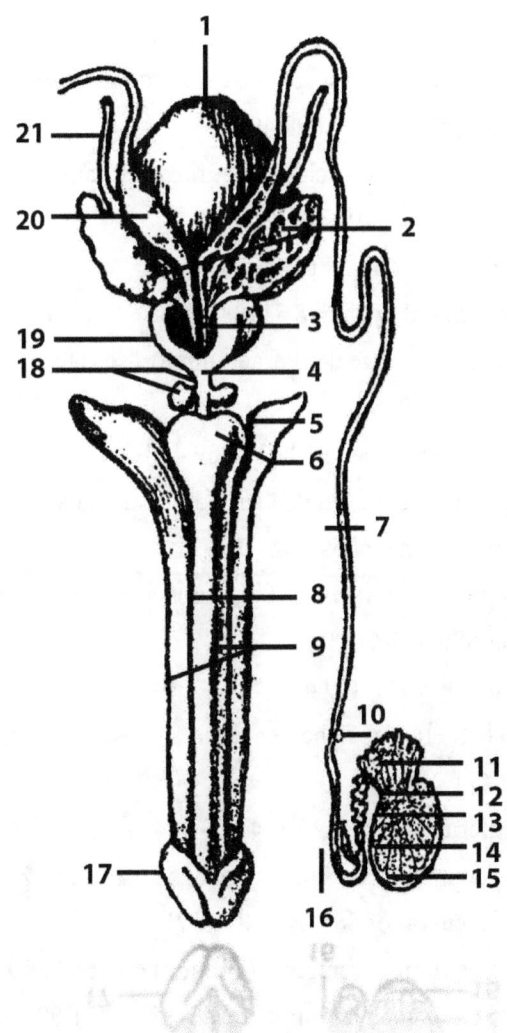

© Г. П. Грабовой 2002

275

Weibliche Geschlechtsorgane 519 814 089 319

Innere weibliche Geschlechtsorgane 419 219 808 319

Abb. 124. Äußere weibliche Geschlechtsorgane 519 319 818 678:

1 — Venushügel 519 317 898 498

2 — vorderer Zusammenschluß der großen Schamlippen 591 489 719 328

3 — Klitorisvorhaut 419 319 898 987

4 — Eichel der Klitoris 980 409 501 201

5 — große Schamlippen 598 711 008 512

6 — Ausführungsgänge der Paraurethraldrüse (Ductus paraurethrales) 598 641 788 910

7 — kleine Schamlippen 319 016 789 498

8 — Ausgührungsgang der großen Vorhofsdrüse 889 014 317 489

9 — Schamlippenzügel 598 021 318 714

10 — hinterer Zusammenschluß der großen Schamlippen 539 421 819 317

11 — After 589 317 418 917

12 — Damm 398 711 419 411

13 — tiefste Stelle des Scheidenvorhofs (Fossa vestibuli vaginae) 589 471 219 889

14 — Jungfernhäutchen 529 314 789 064

15— Scheidenmund (Ostium vaginae) 591 472 918 223

16 — Scheidenvorhof 888 017 989 117

17 — äußerer Harnröhrenmund (Urethra) 498 663 219 773

18 — Kitzlerzügel (Frenulum clitoridis) 398 421 891 871

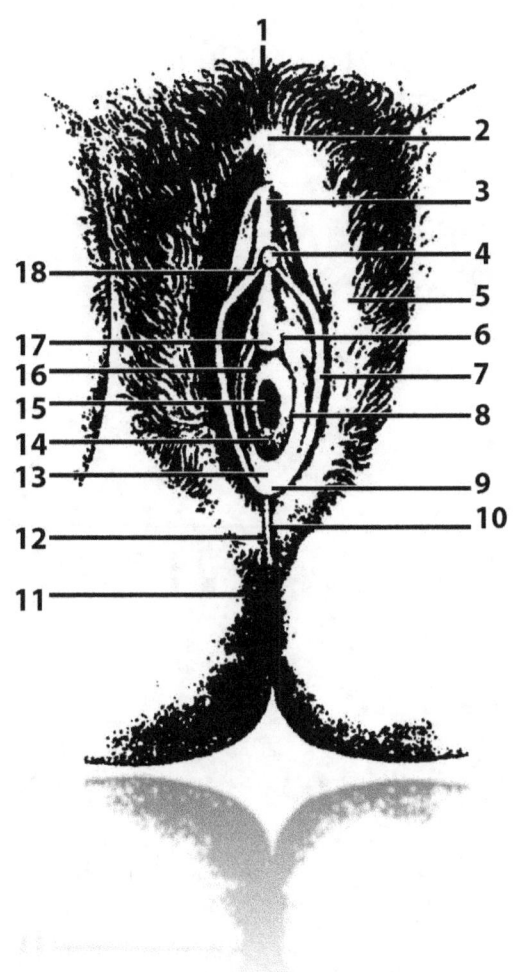

277

© Г. П. Грабовой 2002

ENDOKRINE DRÜSEN 889 314 219 798

Man kann die Konzentrationen auf den endokrinen Drüsen entsprechend ihrer Lokalisation mittels Zahlen durchführen, indem man sich zunächst auf die Zahlen 889 314 219 798 konzentriert, welche für die endokrinen Drüsen stehen, und dann sich auf die Zahlen konzentriert, welche den Organen entsprechen, in deren Bereich sich diese Drüsen befinden. Diese Methode entspricht dem Prinzip der Wiederherstellung der Materie durch Zahlen, bei welchem neben der Wiederherstellung des Zielgewebes es angemessen ist, die anliegenden Bereiche auch wiederherzustellen. Die Zahlenreihe für die Regulation der endokrinen Drüsen 519 317 219 416 kann zur Beschleunigung der Wiederherstellung der Materie verwendet werden.

Hypophyse und Epiphyse 214 318 908 210
Hypophyse 317 218 219 819

Abb. 125. Lokalisation der endokrinen Drüsen des Menschen:

1 — Großhirnhemisphäre 819 917 819 319

2 — Kerne des Hypothalamus 890 498 319 718

3 — Hypophyse 317 218 219 819

4 — Schilddrüse 829 319 409 819

5 — Luftröhre 429 318 919 888

6 — Lunge 519 418 319 818

7 — Herzbeutel (Perikard) 989 387 988 878

8 — Nebennierenmark 549 378 918 268

9 — Nebennierenrinde 912 898 949 319

10 — Niere 289 391 814 216

11 — Aorta 398 071 890 498

12 — Blase 219 389 998 419

13 — Hoden 298 017 319 487

14 — untere Hohlvene 549 671 919 871

15 — Paraganglion der Bauchaorta 591 488 018 713

16 — Bauchspeicheldrüse 589 317 919 877

17 — Nebenniere 891 418 712 319

18 — Leber 219 712 919 222

19 — Thymus 481 914 319 814

20 — Nebenschilddrüse 219 319 895 219

21 — Paraganglion an der Karotis-Gabel (Glomus caroticum) 549 641 898 017

22 — Kleinhirn 828 219 328 299

23 — Zirbeldrüse (Epiphyse) 519 317 819 217

24 — Hirnbalken (Corpus callosum) 498 712 328 071

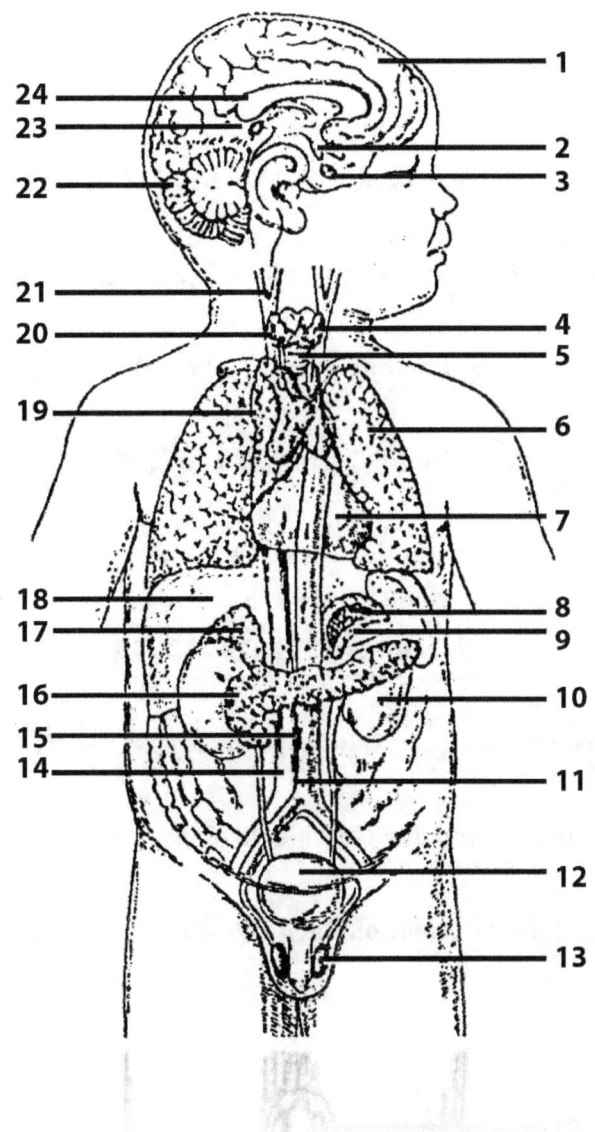

© Г. П. Грабовой 2002

Zirbeldrüse bzw. Epiphyse 519 317 819 217

Schilddrüse und Nebenschilddrüse 219 318 219 471

Thymus 481 914 319 814

Schilddrüse 829 319 409 819

Nebenschilddrüse 219 319 895 219

Nebenniere 891 418 712 319

Endokriner Anteil der Bauchspeicheldrüse 918 712 818 229

Endokriner Anteil der Geschlechtsdrüsen 519 318 914 019

Regulation der endokrinen Drüsen 519 317 219 416

HERZ- UND KREISLAUFSYSTEM
214 700 819 891

Arterien, Venen und Kapillaren 219 387 919 887

Herz 918 749 328 081

Abb. 126. Herz (Ansicht von vorne) 918 749 328 081:

1 — Aorta 319 498 017 819

2 — Arm-Kopf-Gefäßstamm (Truncus brachiocephalicus) 998 301 248 227

3 — linker Kopfschlagader (A. carotis communis) 428 712 488 913

4 — linke Unterschlüsselbeinarterie (A. subsclavia) 429 387 219 377

5 — Ductus arteriosus Botalli (Ligamentum arteriosus) 214 317 814 227

6 — Lungenstamm (Truncus pulmonalis) 519 421 819 221

7 — linkes Herzohr 519 318 219 481

8, 15 — Herzkranzfurche 519 312 814 829

9 — linke Kammer 589 348 914 918

10 — Herzspitze 519 421 899 321

11 — Einbuchtung an der Herzspitze (Incisura apicis cordis) 528 944 988 714

12 — zum Brustbein und den Rippen hin gelegene Herzfläche 519 317 988 547

13 — rechte Kammer 598 371 988 011

14 — Furche des Ramus interventricularis anterior 909 817 398 787

16 — rechtes Herzohr 598 714 321 898

17 — obere Hohlvene 398 712 988 012

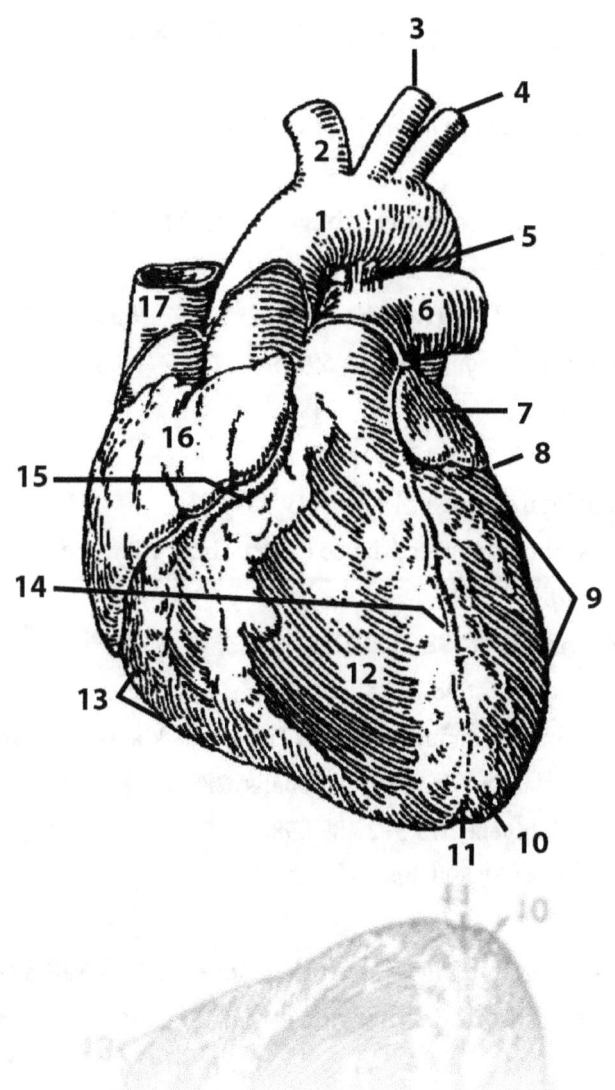

Gefäße des kleinen Blutkreislaufs 898 714 988 569

Lungenvenen 598 413 988 597

Gefäße des großen Blutkreislaufs 598 716 588 317

Äste des Aortenbogens 298 714 319 814

Abb. 127. Herz (freigelegt) 918 749 328 081:
1 — Semilunarklappen der Aorta 591 487 919 877
2 — Lungenvenen 309 428 519 421
3 — linker Vorhof 518 712 314 887
4, 9 — Herzkranzarterien 519 817 319 487
5 — linke Vorhof-Kammer-Klappe (Mitral- bzw. Bikuspidalklappe) 598 517 818 617
6 — Papillarmuskeln 598 717 918 317
7 — rechte Kammer 598 720 898 470
8 — rechte Vorhof-Kammer-Klappe (Trikuspidalklappe) 389 412 819 322
10 — Lungenstamm (Truncus pulmonalis) 288 418 891 008
11 — obere Hohlvene 519 312 489 098
12 — Aorta 398 071 890 498

Erregungsleitungssystem des Herzens 989 808 884 318
Blutversorgung und Innervation des Herzens 891 318 910 488

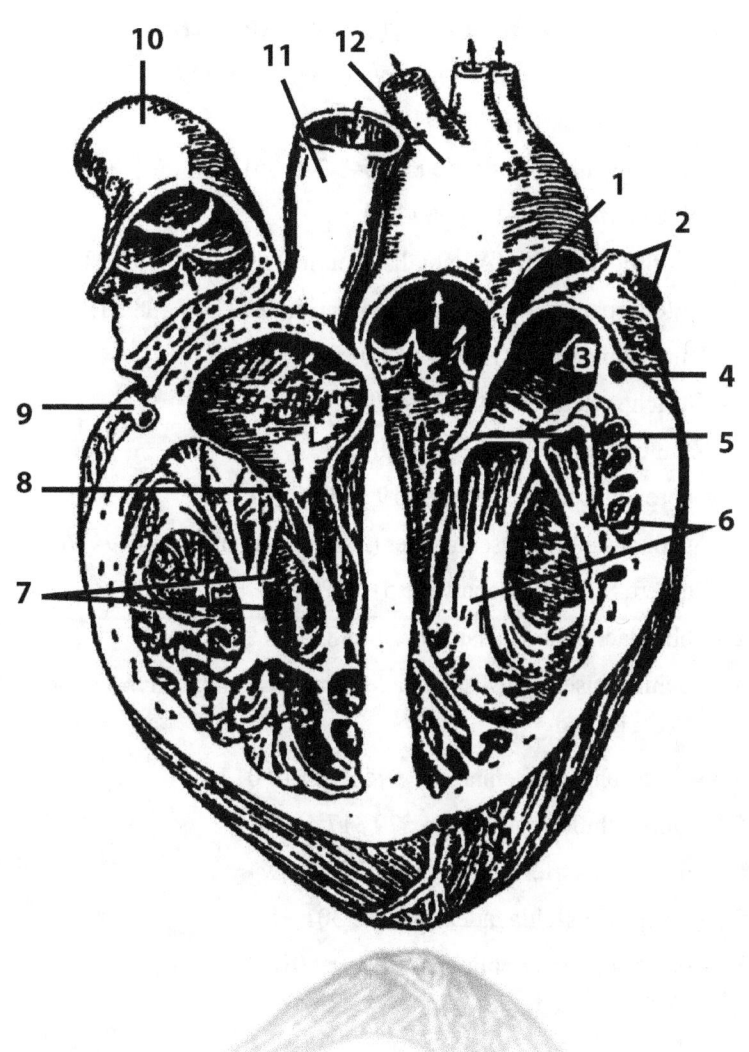

Abb. 128. Kopf- und Halsarterien (Ansicht von rechts) 518 422 819 312:

1 — Nasenrückenarterie 398 718 989 061

2 — Unteraugenhöhlenarterie 898 048 319 061

3 — Winkelarterie 288 919 069 789

4 — Oberlippenarterie (A. labialis superior) 598 712 819 328

5 — Unterlippenarterie (A. labialis inferior) 219 318 488 519

6 — Unterkinnarterie 219 319 489 555

7 — Gesichtsarterie 219 061 234 890

8 — Zungenarterie 498 519 401 209

9 — obere Schilddrüsenarterie 519 513 719 313

10 — gemeinsame Halsschlagader (A. carotis communis) 894 317 212 847

11 — untere Schilddrüsenarterie 518 377 918 478

12 — oberflächliche Halsarterie 214 381 918 918

13 — Schilddrüsen-Hals-Schlagaderstamm (Truncus thyrocervicalis) 519 317 919 288

14 — Unterschlüsselbeinarterie 594 712 819 017

15 — Unterschulterblattarterie 529 317 419 817

16 — quere Halsarterie 519 894 512 319

17 — innere Halsschlagader 298 012 301 914

18 — oberflächliche Schläfenarterie 519 016 319 417

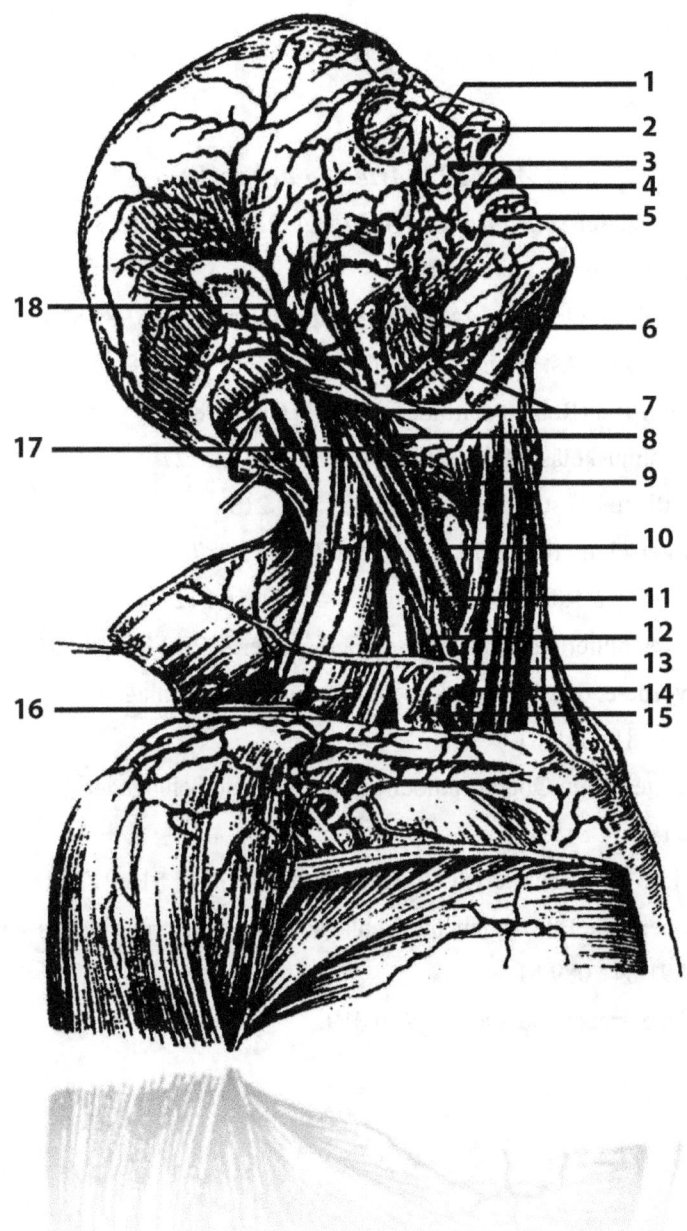

© Г. П. Грабовой 2002

Abb. 129. Arterien der rechten
Achselhöhle und Schulter 529 317 919 227:

1 — Achselarterie 539 891 319 988

2 — Brustkorb-Gräteneck-Arterie (A. thoracoacromialis) 981 516 719 312

3 — Akromion-Ast (Ramus acromialis) 214 328 712 918

4 — Delta-Ast (Ramus deltoideus) 594 716 018 988

5 — Brustmuskeläste (Rr.pectoralis) 598 317 918 227

6 — seitliche Brustkorbarterie 598 722 918 213

7 — Unterschulterblattschlagader 598 718 419 087

8 — Brustkorb-Rücken-Schlagader 594 715 319 812

9 — das Schulterblatt umgreifende Schlagader 897 314 421 899

10 — vordere, den Oberarmknochen umgreifende Schlagader 599 816 719 817

11 — hintere, den Oberarmknochen umgreifende Schlagader 219 714 819 814

12 — tiefe Oberarmarterie (A. profunda brachii) 317 818 917 918

13 — obere, die Elle begleitende Schlagader (A. collateralis ulnaris superior) 891 047 089 517

14 — Oberarmarterie 890 319 210 819

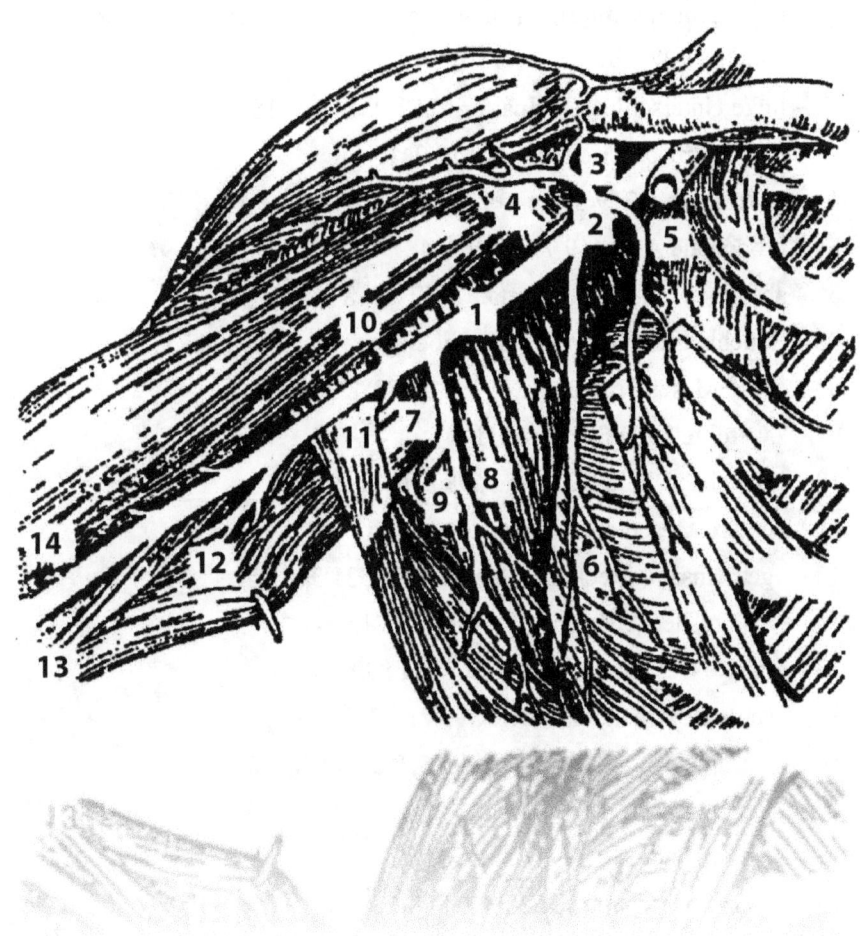

Äste des Brustabschnitts der Aorta 514 712 814 312

Äste des Bauchabschnitts der Aorta 548 711 488 211

Abb. 130. Brust- und Bauchabschnitt der Aorta 898 121 319 711:

1 — linke gemeinsame Halsschlagader (A.carotis communis sinistra) 898 788 987 128

2 — linke Unterschlüsselbeinarterie 891 061 719 218

3 — innere Brustarterie 598 341 818 941

4 — Aortenbogen 219 877 549 277

5 — bronchiale Äste 419 712 819 314

6 — absteigender Teil der Aorta 519 817 218 217

7 — Bauchhöhlenstamm (Truncus coeliacus) 594 315 894 715

8 — obere Mesenterialarterie 398 712 888 422

9 — Zwerchfell 594 891 794 911

10 — Bauchabschnitt der Aorta 598 316 488 916

11 — untere Mesenterialarterie 598 361 988 712

12 — gemeinsame Beckenschlagader 898 531 314 717

13 — äußere Beckenarterie 819 415 919 215

14 — innere Beckenarterie 584 319 914 899

15 — seitliche Kreuzbeinarterie 598 713 818 213

16 — Darmbein-Lenden-Schlagader 519 388 918 916

17 — Lendenarterie 489 712 319 272

18 — Eierstockarterie 519 648 319 788

19 — rechte Nierenarterie 528 316 888 716

20 — untere Zwerchfellarterie 598 318 918 999

21 — Zwischenrippenarterie 548 316 689 766

22 — aufsteigender Teil der Aorta 598 712 898 612

23 — Arm-Kopf-Gefäßstamm (Truncus brachiocephalicus) 608 714 318 224
24 — rechte Unterschlüsselbeinarterie 598 317 819 227
25 — rechte gemeinsame Halsschlagader (A.carotis communis dextra)
 919 421 818 728

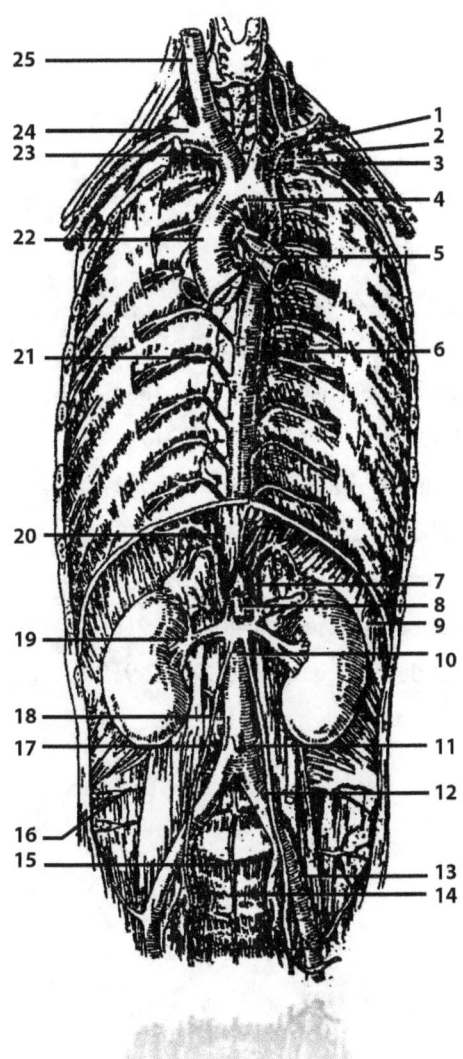

Abb. 131-A Unterschenkelarterien 319 421 919 724:

A — Ansicht von vorne:

1 — Kniegelenkgeflecht 219 214 319 814

2 — Sehne des vorderen Schienbeinmuskels 519 717 919 817

3 — Sehne des langen Zehenstreckers 319 488 519 318

4 — Arterie des Fußrückens 514 317 814 217

5 — langer Großzehenstrecker 529 361 819 711

6 — langer Wadenbeinmuskel 528 426 918 726

7 — langer Zehenstrecker 598 718 324 201

8 — vordere Schienbeinarterie 219 488 714 918

9 — Schleimbeutel des Kniegelenks 589 412 919 812

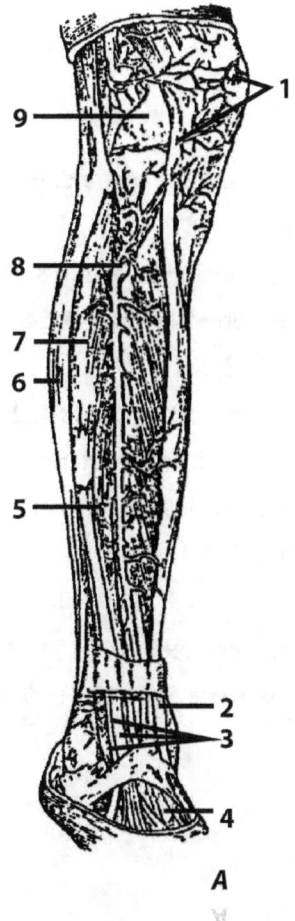

A

Abb. 131-B Unterschenkelarterien 319 421 919 724:

B — Ansicht von hinten:

1 — Kniekehlarterie (A.poplitea) 988 612 818 719

2 — laterale oberer Kniearterie 548 321 748 244

3, 10 — Wadenarterien 549 365 814 775

4 — laterale untere Kniearterie 528 312 718 422

5 — hintere zurücklaufende Schienbeinarterie 598 711 989 321

6 — vordere Schienbeinarterie 569 712 989 212

7 — Wadenbeinarterie 594 782 914 882

8 — hintere Schienbeinarterie 589 766 914 861

9 — mediale untere Kniearterie 595 814 315 914

11 — mediale obere Knoearterie 514 317 814 919

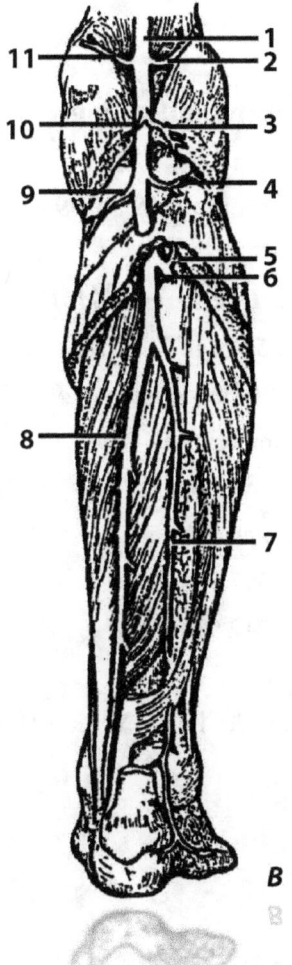

Venen des großen Blutkreislaufs 514 312 814 212

Herzvenen 219 317 919 817

Abb. 132. Herzvenen 891 428 319 298:

1 — linke Herzkranzvene 514 816 718 316

2 — hintere Vene der linken Herzkammer 429 318 719 888

3 — vordere Zwischenkammervene 548 712 918 232

4 — hintere Zwischenkammervene 548 716 328 916

5 — vordere Vene der rechten Herzkammer 548 213 898 263

6 — rechte Marginalvene 597 361 326 891

7 — kleine Herzvene 598 712 918 322

8 — Koronarsinus 578 916 219 316

9 — quer verlaufende Vene des linken Vorhofs (V.obliqua atrii sinistra) 598 714 319 814

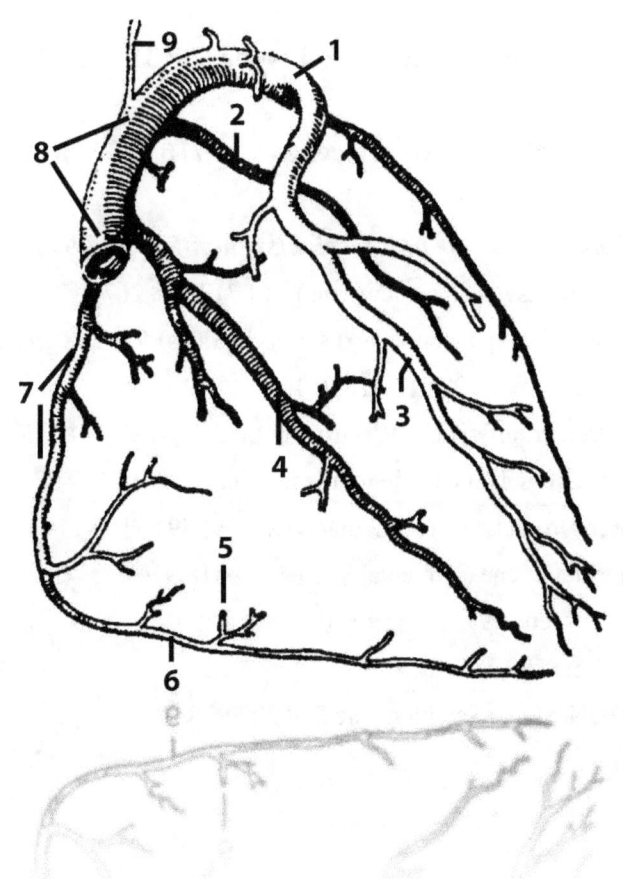

System der oberen Hohlvene 898 317 419 217

Kopf- und Halsvenen 598 716 319 816

Abb. 133. Kopf- und Gesichtsvenen 519 317 919 217:

1 — Hinterhauptsvene (V. occipitalis) 914 712 298 267

2 — venöses Flügelgeflecht (Plexus pterygoideus) 591 248 791 260

3 — Oberkiefervene 598 314 818 914

4 — Hinterunterkiefervene (V. retromandibularis) 898 314 718 914

5 — innere Drosselvene (V. jugularis interna) 598 612 719 322

6 — äußere Drosselvene (V. jugularis externa) 594 716 814 516

7 — Unterkiefervene (V. mentalis) 598 714 318 914

8 — Gesichtsvene 599 715 819 316

9 — Stirnvene 598 781 428 677

10 — oberflächliche Schläfenvene 548 327 918 227

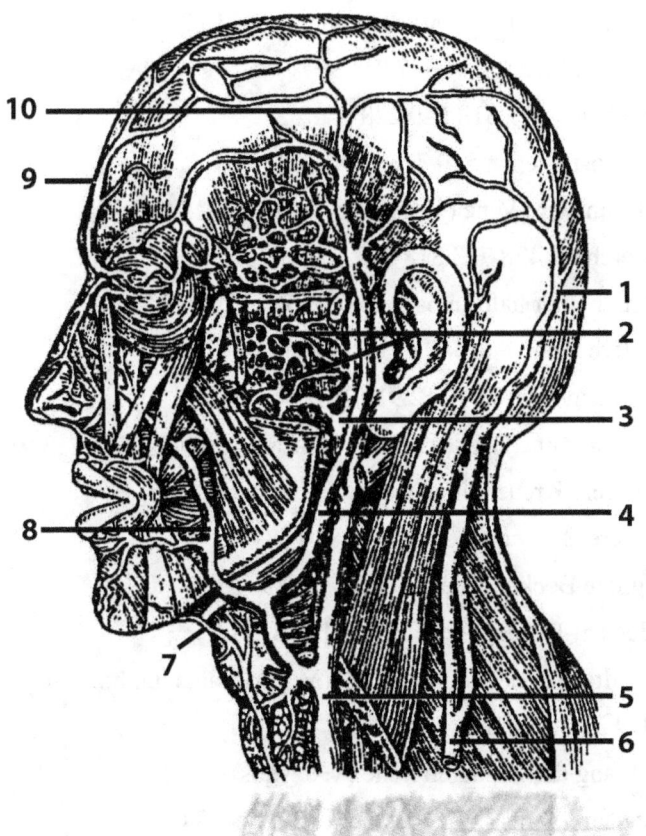

Abb. 134. Venen der Brust- und Bauchhöhle 514 715 914 315:

1 — innere Drosselvene (V. jugularis interna) 519 317 819 217

2 — äußere Drosselvene (V. jugularis externa) 398 601 918 221

3 — Unterschlüsselbeinvene 519 371 919 871

4 — Arm-Kopf-Vene (V. brachiocephalica) 219 378 919 278

5 — obere Hohlvene 214 317 814 997

6 — Bronchien 519 318 619 228

7 — Interkostalvenen 549 716 919 226

8 — halb-unpaare Vene (V. hemiazygos) 529 317 818 227

9 — Zwerchfell 428 713 818 213

10 — Anfang der halb-unpaaren Vene 548 712 898 326

11 — untere Hohlvene 549 671 919 871

12 — Lendenvenen 589 712 919 261

13 — gemeinsame Beckenvene (V. iliaca communis) 548 713 918 781

14 — mittlere Kreuzbeinvene 598 717 318 917

15 — innere Beckenvene 549 316 814 787

16 — äußere Beckenvene 999 888 719 898

17 — Becken-Lenden-Vene 548 791 018 216

18 — quadratischer Lendenmuskel (M. quadratus lumborium) 019 321 068 911

19 — Anfang der unpaaren Vene (V. azygos) 519 217 918 757

20 — unpaare Vene (V. azygos) 729 329 898 888

21 — zusätzliche halb-unpaare Vene (V. hemiazygos accessorius) 818 888 068 712

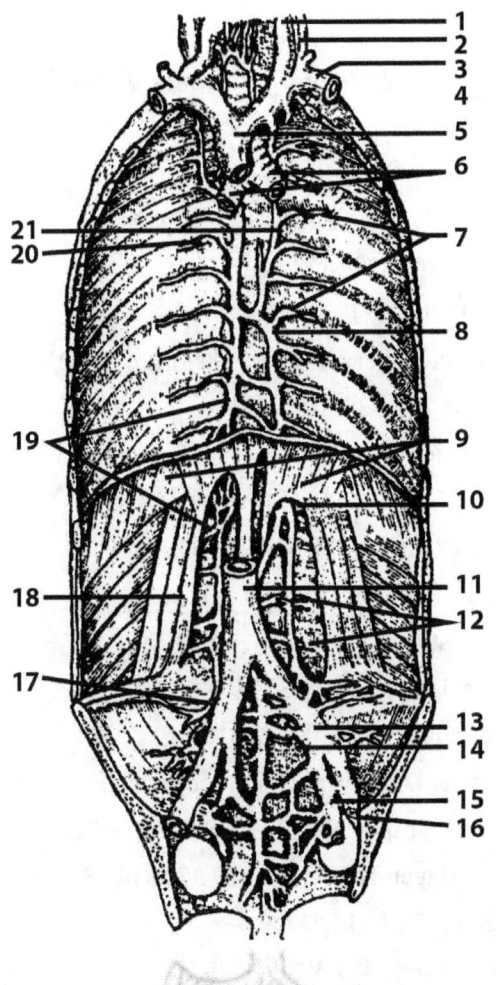

System der unteren Hohlvene 219 312 819 242

System der Pfortader 478 647 319 277

Abb. 135. System der Pfortader 478 647 319 277:

1 — obere Mesenterialvene 319 841 219 221
2 — Magen 598 718 328 601
3 — linke Magen-Netz-Vene 428 816 968 989
4 — linke Magenvene 319 817 298 061
5 — Milz 548 711 918 321
6 — Schwanz (Cauda) der Bauchspeicheldrüse 549 916 899 716
7 — Milzvene 598 715 328 515
8 — untere Mesenterialvene (V. mesenterica inferior) 894 312 594 712
9 — absteigender Dickdarm (Colon descendens) 598 713 818 913
10 — Mastdarm (Rectum) 458 617 918 317
11 — untere Mastdarmvene 594 316 814 216
12 — mittlere Mastdarmvene 499 371 819 281
13 — obere Mastdarmvene 519 371 918 991
14 — Krummdarm (Ileum) 548 712 818 912
15 — aufsteigender Dickdarm (Colon ascendens) 519 371 819 971
16 — Kopf der Bauchspeicheldrüse 548 613 718 913
17, 23 — rechte Magen-Netz-Vene 519 371 914 881
18 — Pfortader 319 817 919 417
19 — Gallenblasenvene 419 387 918 297
20 — Gallenblase 319 214 298 481
21 — Zwölffingerdarm 589 608 488 914
22 — Leber 219 712 919 222
24 — Pfortader 429 716 219 316

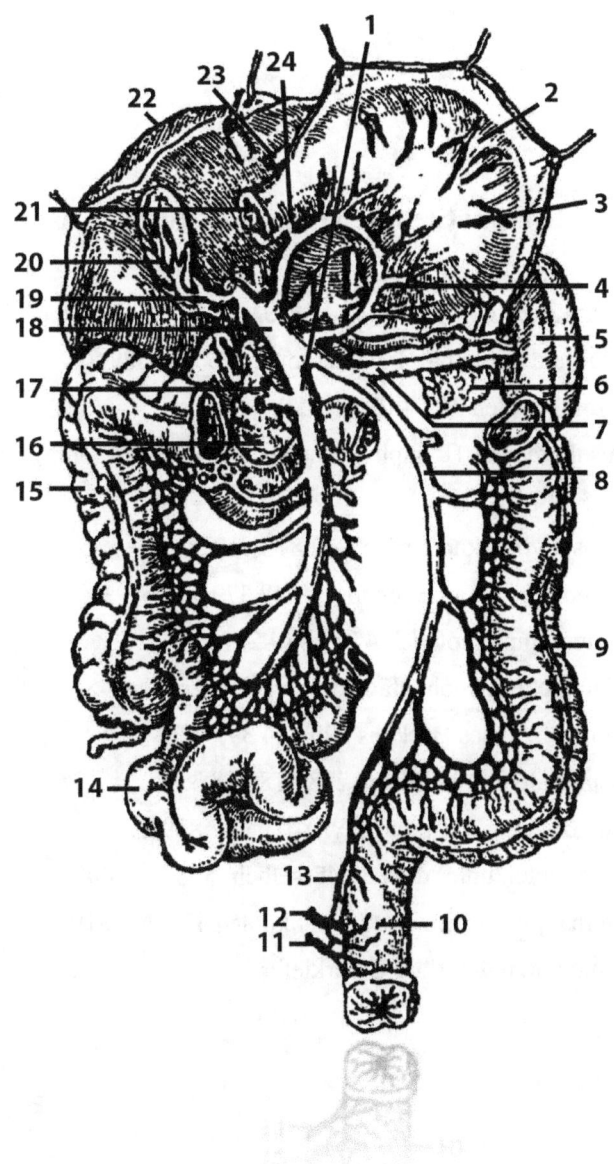

© Г. П. Грабовой 2002

Lymphatisches System 548 716 228 916

Abb. 136. Lymphatisches System 519 481 318 881:

1, 2 — retro- und auriculare Lymphknoten 519 614 889 714

3 — Halslymphknoten 319 481 519 329

4 — Ductus thoracicus (Lymphsammelstamm der Brusthöhle) 514 715 914 815

5, 14 — Achsellymphknoten 518 712 818 912

6, 13 — Lymphknoten an Ellenbogen 548 379 918 679

7, 9 — Leistenlymphknoten 214 387 914 297

8 — oberflächliche Lymphgefäße des Unterschenkels 548 961 558 711

10 — Lymphgefäße des Beckens 590 124 397 488

11 — mesenteriale Lymphknoten 248 718 518 329

12 — Lendenzisterne (Cisterna chyli) 519 067 819 297

15 — Lymphknoten unter dem Schlüsselbein 598 714 998 294

16 — Hinterhaupts-(okzipitale) Lymphknoten 319 261 819 811

17 — Lymphknoten unter der Unterkiefer 548 312 819 212

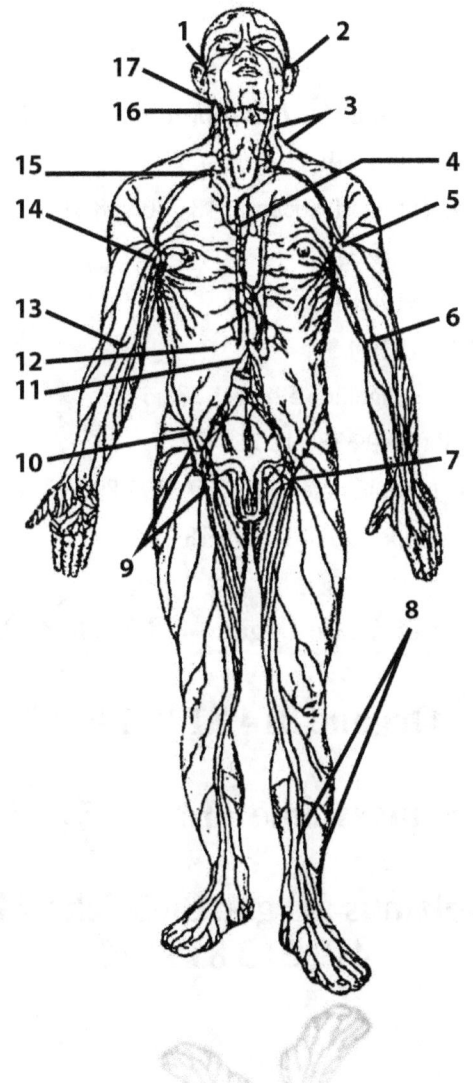

Abb. 137. Aufbau des Lymphknoten 591 148 319 888:
1 — Kapsel 519 848 718 949
2 — Bindegewebsseptum (Trabekel) 518 716 918 317
3 — Balken 898 749 219 317
4 — Rinde 519 421 319 281
5 — Follikeln 898 715 984 355
6 — zuführende Lymphgefäße 598 741 288 511
7 — Mark (Medulla) 549 378 918 268
8 — wegführende Lymphknoten 512 789 319 489
9 — Lymphgefäßklappe 598 681 724 918

Blutbildende Organe 498 712 818 292

Organe 814 317 914 817

Organsysteme 314 815 514 312

**Organismus als ganzheitliche Einheit
419 312 819 212**

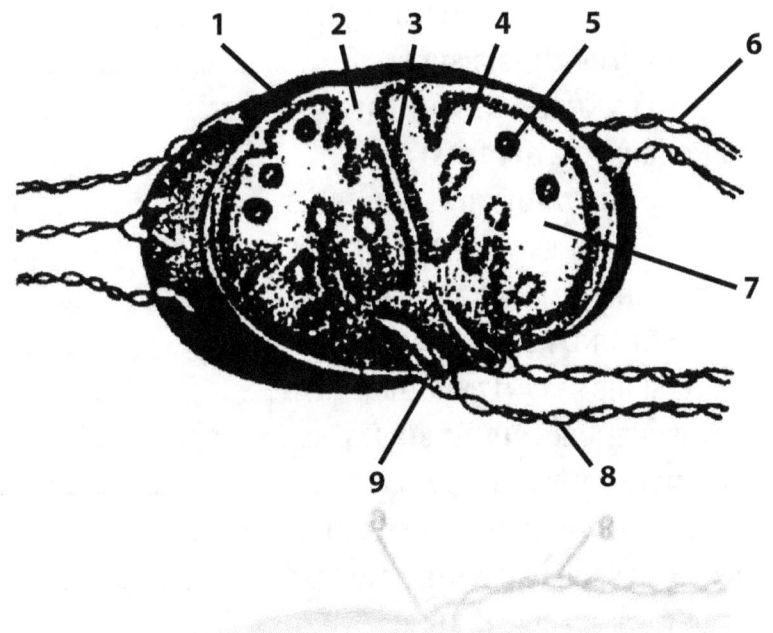

Inhaltsverzeichnis

EINFÜHRUNG **4**

ZELLEN UND GEWEBE 829 3791 429 841 .... **11**

    ZELLEN **319 078 121 942** 12

    GEWEBE **898 314 988 889** 16

    EPITHELIALES GEWEBE **891 389 426 319** 16

    BINDEGEWEBE **719 317 918 517** 18

    MUSKELGEWEBE **514 312 814 312** 18

    NERVENGEWEBE **718 412 518 914** 20

NERVENSYSTEM 219 317 819 298 .... **25**

    ZENTRALES NERVENSYSTEM **291 384 074 217** 26

        RÜCKENMARK **314 218 814 719** 26

        GEHIRN **814 729 318 818** 38

        VERLÄNGERTES MARK **214 713 914 819** 42

        HINTERHIRN **219 317 219 817** 44

        BRÜCKE UND KLEINHIRN **219 317 919 217** 44

        MITTELHIRN **519 417 819 210** 48

        ZWISCHENHIRN **919 213 819 223** 48

        HIRNVENTRIKEL **219 317 919 217** 52

        MENINGEN (HIRNHÜLLEN) **519 317 819 217** 56

    PERIPHERES NERVENSYSTEM **519 555 819 915** 58

        HIRNNERVEN **814 212 314 812** 58

        RÜCKENMARKSNERVEN **248 312 888 202** 88

    DAS VEGETATIVE (AUTONOME)

    NERVENSYSTEM **514 312 819 981** 100

        SYMPATISCHER TEIL DES VEGETATIVEN (AUTONOMEN)

        NERVENSYSTEMS **891 418 318 888** 100

        PARASYMPATISCHER TEIL DES VEGETATIVEN

(AUTONOMEN) NERVENSYSTEMS **418 217 318 918** 100
ZYTOARCHITEKTONISCHE FELDER (BRODMANN-AREALE)
DER GROSSHIRNRINDE **219 047 819 215** 100
SIGNALSYSTEME **891 312 918 412** 100
SINNESORGANE 214 712 514 312 .... **103**
SEHORGAN **219 317 989 312** 104
BEGLEITENDE STRUKTUREN DES AUGES **219 899 319 214** 106
HÖR- UND GLEICHGEWICHTSORGAN **248 712 318 222** 110
GESCHMACKSORGAN **419 317 819 227** 116
GERUCHSORGAN **914 782 214 389** 118
HAUT **519 606 901 319** 118
KNOCHEN 214 318 214 818 .... **121**
KNOCHENVERBINDUNGEN 814 312 214 712 .... **121**
SKELETT DES RUMPFES **219 314 819 217** 124
SKELETT DES KOPFES **231 138 918 212** 144
KNOCHEN DES GESICHTSSCHÄDEL **219 715 819 815**........ 160
SKELETT DER EXTREMITÄTEN **548 212 788 272** 174
KNOCHEN DER OBEREN EXTREMITÄT **971 981 319 212** ... 174
SKELETT DER FREIEN OBEREN EXTREMITÄT **219 317 918 817** ... 182
KNOCHENVERBINDUNGEN DER OBEREN
EXTREMITÄT **519 513 819 213** 190
KNOCHEN DER UNTEREN EXTREMITÄTEN **529 531 919 811** ... 194
BECKENGÜRTEL **429 712 918 222** 194
SKELETT DER FREIEN UNTEREN EXTREMITÄTEN
298 321 918 557 198
KNOCHENVERBINDUNGEN DER UNTEREN
EXTREMITÄT **918 999 000 818** 204
MUSKELSYSTEM 214 712 314 222 .... **211**

MUSKELN UND FASZIEN DES RUMPFES **514 312 814 212** 214

RÜCKENFASZIEN **214 718 314 888** 216

MUSKELN UND FASZIEN DES KOPFES UND

HALSES **219 214 419 314** 224

KAUMUSKELN **519 314 819 214** 230

FASZIEN DES KOPFES **519 718 218 314** 232

HALSMUSKELN **548 007 998 227** 234

TIEFE HALSMUSKELN **819 341 919 841** 236

MUSKELN UND FASZIEN DER OBEREN

EXTREMITÄT **219 314 819 914** 238

MUSKELN DER UNTEREN EXTREMITÄTEN **514 311 914 527** ... 246

BECKENMUSKELN **298 317 919 817** 246

MUSKELN DER FREIEN UNTEREN

EXTREMITÄT **319 715 819 555** 248

UNTERSCHENKELMUSKELN **329 481 918 511** 248

FUSSMUSKELN **519 371 819 511** 248

FASZIEN DER UNTEREN EXTREMITÄT **529 377 429 879** 248

FASZIEN DES UNTERSCHENKELS **539 427 819 677** 248

INNERE ORGANE 523 000 898 111 .... **251**

VERDAUUNGSSYSTEM **541 928 741 588** 252

MUNDHÖHLE **891 000 499 887** 252

MUNDDRÜSEN **319 841 519 811** 252

RACHEN **398 715 918 455** 252

SPEISERÖHRE **214 317 988 578** 252

MAGEN **898 898 478 213** 254

DÜNNDARM **528 317 428 717** 258

LEBER, ZWÖLFFINGERDARM, BAUCHSPEICHELDRÜSE

219 214 319 714 258

DICKDARM **591 488 898 217** 258
BAUCHHÖHLE UND BAUCHFELL
(PERITONEUM) **598 123 098 719** 258
ATMUNGSSYSTEM **598 788 428 317** **261**
   NASENHÖHLE **214 711 898 219** 262
   KEHLKOPF (LARYNX) **291 891 419 391** 262
   KEHLKOPFKNORPEL **529 319 489 518** 262
   KEHLKOPFMUSKELN **594 318 719 214** 262
   KEHLKOPFHÖHLE **581 398 421 898** 262
   LUFTRÖHRE (TRACHEA) UND
   BRONCHIEN **428 714 008 914** 264
   LUNGEN **519 418 319 818** 266
   PLEURA UND MITTELFELL **898 315 428 188** 266
UROGENITALSYSTEM **898 398 412 842** **269**
   NIERE **289 391 814 216** 270
   MÄNNLICHE GESCHLECHTSORGANE **519 007 898 367** 274
   HARNLEITER (URETER) **214 312 810 008** 274
   BLASE **219 389 998 419** 274
   HARNRÖHRE (URETHRA) **329 487 948 216** 274
   WEIBLICHE GESCHLECHTSORGANE **519 814 089 319** 276
ENDOKRINE DRÜSEN **889 314 219 798** **279**
   HYPOPHYSE UND EPIPHYSE **214 318 908 210** 280
   HYPOPHYSE **317 218 219 819** 280
   ZIRBELDRÜSE BZW. EPIPHYSE **519 317 819 217** 282
   SCHILDDRÜSE UND NEBENSCHILDDRÜSE **219 318 219 471** 282
   THYMUS **481 914 319 814** 282
   SCHILDDRÜSE **829 319 409 819** 282
   NEBENSCHILDDRÜSE **219 319 895 219** 282

NEBENNIERE **891 418 712 319** 282

ENDOKRINER ANTEIL DER BAUCHSPEICHELDRÜSE
918 712 818 229 282

ENDOKRINER ANTEIL DER GESCHLECHTSDRÜSEN
519 318 914 019 282

REGULATION DER ENDOKRINEN DRÜSEN **519 317 219 416** 282

HERZ- UND KREISLAUFSYSTEM 214 700 819 891 .... **283**

ARTERIEN, VENEN UND KAPILLAREN **219 387 919 887** 284

HERZ **918 749 328 081** 284

GEFÄSSE DES KLEINEN BLUTKREISLAUFS **898 714 988 569** ... 286

LUNGENVENEN **598 413 988 597** 286

GEFÄSSE DES GROSSEN BLUTKREISLAUFS **598 716 588 317** .. 286

ÄSTE DES AORTENBOGENS **298 714 319 814** 286

ERREGUNGSLEITUNGSSYSTEM DES
HERZENS **989 808 884 318** 286

BLUTVERSORGUNG UND INNERVATION DES
HERZENS **891 318 910 488** 286

ÄSTE DES BRUSTABSCHNITTS DER
AORTA **514 712 814 312** 292

ÄSTE DES BAUCHABSCHNITTS DER
AORTA **548 711 488 211** 292

VENEN DES GROSSEN BLUTKREISLAUFS **514 312 814 212** 298

HERZVENEN **219 317 919 817** 298

SYSTEM DER OBEREN HOHLVENE **898 317 419 217** 300

KOPF- UND HALSVENEN **598 716 319 816** 300

SYSTEM DER UNTEREN HOHLVENE **219 312 819 242** 304

SYSTEM DER PFORTADER **478 647 319 277** 304

LYMPHATISCHES SYSTEM **548 716 228 916** 306

BLUTBILDENDE ORGANE **498 712 818 292** 308

ORGANE 814 317 914 817 308

ORGANSYSTEME 314 815 514 312 308

**ORGANISMUS ALS GANZHEITLICHE EINHEIT
419 312 819 212** 308

NOTIZEN

NOTIZEN

NOTIZEN

NOTIZEN

Grigori Grabovoi

Wiederherstellung der Materie des Menschen durch Konzentration auf Zahlen

www.ingramcontent.com/pod-product-compliance
Lightning Source LLC
Chambersburg PA
CBHW071232230426
43668CB00011B/1399